微信扫码获取配套学习资源
成为儿推会员即享超值福利

专家悉心讲解小儿推拿操作手法，帮你快速掌握津沽小儿推拿要领。

专家在线一对一答疑解惑，帮你解决小儿推拿使用过程中遇到的各种问题。

答疑

加入小儿推拿科普圈，获取更多小儿推拿流派教学视频等专业、权威、系统的小儿推拿知识。

科普圈

无须下载　　免去注册　　省时提效

微信扫描二维码，关注公众号，获取线上学习资源

扫码获取本书
配套教学视频

扫码获取更多
专业儿推视频

· 全国著名小儿推拿流派 ·

津沽 小儿推拿

学术顾问　王金贵

主编　李华南　董桦

青岛出版集团 | 青岛出版社

图书在版编目（CIP）数据

津沽小儿推拿 / 李华南，董桦主编. — 青岛：青岛出版社，2023.9
ISBN 978-7-5736-0694-5

Ⅰ.①津… Ⅱ.①李…②董… Ⅲ.①小儿疾病—推拿 Ⅳ.①R244.15

中国国家版本馆CIP数据核字(2023)第092564号

《津沽小儿推拿》编委会

学术顾问　王金贵

主　　编　李华南　董　桦

副 主 编　刘书芹　赵　娜　李桂华

编　　委　（按姓氏笔画排序）

王建伍　王海腾　包　安　刘新明　杜书浩　杜津莉　李进阳
吴秋君　张　玮　张海宁　陈英英　高　爽　蔡京华

JINGU XIAO'ER TUINA

书　　名	津沽小儿推拿
主　　编	李华南　董　桦
出版发行	青岛出版社
社　　址	青岛市崂山区海尔路182号（266061）
本社网址	http://www.qdpub.com
邮购电话	0532-68068091
责任编辑	王玉娟　王秀辉
特约编辑	张　钰
装帧设计	毕晓郁　潘　婷
图片摄影	杜书浩　刘书芹　包　安
照　　排	青岛千叶枫创意设计有限公司
印　　刷	青岛双星华信印刷有限公司
出版日期	2023年10月第1版　2023年10月第1次印刷
开　　本	16开（172 mm × 244 mm）
印　　张	13
字　　数	250千
书　　号	ISBN 978-7-5736-0694-5
定　　价	45.00元

编校印装质量、盗版监督服务电话：4006532017　0532-68068050
建议陈列类别：中医保健　推拿按摩

序言

　　小儿推拿的历史源远流长，经过千百年来历代医家长期临床实践，总结形成了完善的小儿推拿技法体系和丰富的诊疗方法，为我国小儿的健康做出了不可磨灭的贡献。

　　小儿推拿是一种绿色疗法，温和安全，无副作用，容易被患儿接受，因此受到越来越多的家长喜爱。

　　津沽小儿推拿作为我国传统代表性小儿推拿流派，发展至今已逾百年历史。本流派在石汉卿、胡秀章、隋卓琴、王金贵、李华南与董桦等五代人的共同努力下，继承创新，形成了独具特色的津沽小儿推拿理论方法体系，并应用于小儿疾病治疗中。

　　本书对津沽小儿推拿的核心手法、核心特定穴、脏腑推拿、皮部推按、常见病推拿治疗以及日常保健推拿等进行了全面、详细的介绍，并配以彩图分步演示手法操作过程。家长可以按照图片、视频的手法演示进行操作，在宝宝生病时予以辅助治疗，在宝宝无病时予以日常保健。

　　本书凝聚了几代津沽小儿推拿人的心血，希望借此书，帮助更多的小儿推拿从业者及爱好者更好地了解与掌握津沽小儿推拿，让我们一起为宝宝的健康成长保驾护航！

编者

2023 年 3 月

目 CONTENTS 录

目录
CONTENTS

目
CONTENTS
录

第三章
常用手法

第四章
小儿腹部推拿常用手法

第五章
皮部推按

<h1 style="text-align:center">目
CONTENTS
录</h1>

第六章
小儿常见病辨证推治

目 CONTENTS 录

第七章
保健推拿

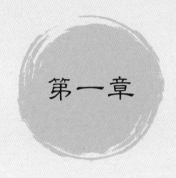

第一章

总论

  津沽小儿推拿作为传统小儿推拿流派，植根于津沽地区，是在中医理论的指导下，以传统小儿特定穴推拿为基础，秉承前人经验，又融入当地古法腹部按摩技艺，吸纳民间简便验效方法，发展形成的小儿推拿特色流派。津沽小儿推拿有别于其他流派的小儿推拿，在薪火相传中继承创新并不断完善，形成了鲜明的学术特色。

一 津沽小儿推拿传承发展史

　　小儿推拿作为中医药发展的重要分支，是在临床实践中发展起来的。其历史源远流长，在我国现存最早的医方著作《五十二病方》中便有使用钱匕治疗小儿疾病的记载。至魏晋隋唐时期更出现了不少小儿推拿方面的内容，《备急千金要方》记载："小儿虽无病，早起常以膏摩囟上及手足心，甚辟风寒。"《外台秘要》记载："小儿夜啼至明不安寐……亦以摩儿头及脊验。"明清时期小儿推拿发展迅速，涌现了一批小儿推拿名家，明代万全所著《幼科发挥》中记载："一小儿得真搐，予曰不治。彼家请一推拿法者掐之。"而同期出现的《小儿按摩经》更是标志着小儿推拿已趋成熟。

　　津沽小儿推拿作为传统小儿推拿流派，植根于津沽地区，是在中医理论指导下，以传统小儿特定穴推拿为基础，秉承前人经验，又融入当地古法腹部按摩技艺，吸纳民间简便验效方法，发展形成的小儿推拿特色流派。历经五代人的共同努力，该流派继承创新，形成了独具特色的"核心特定穴""腹部推拿""皮部推按"等理论方法，并应用于小儿疾病治疗中。

　　石汉卿（生卒年不详），河南开封人，是本流派的创始人。石老深谙少林内功推拿，指力深透，常以推拿手法治疗小儿疾患。其手法持久、有力、均匀、柔和，能使患儿在轻松舒适的状态下恢复身体健康。后世津沽小儿推拿传承，尤重视习练易筋经、少林内功，既练就了医者的功力，又借助医生正气驱导患儿邪气外出。此为津沽小儿推拿之源起。

　　胡秀章（1914—1984），天津人，著名推拿专家，是津沽小儿推拿第二代传人。胡秀章先后师从石汉卿和脏腑推拿大家安纯如，以"手法微妙，着手成春"享誉京津。除了传承内功推拿治疗小儿疾患外，胡老还特别强调小儿腹部推拿的应用，他认为"脾为人体后天之本，为气血生化之源，主运化水谷精微"。小儿生长发育迅速，对营养物质的需求也较成人更多，小儿脏腑娇嫩，脾常不足，脾胃运化功能尚未健全，易为各种原因所伤。因此，他强调小儿尤要"固护中州，保护后天脾胃"。在传统小儿推拿基础上，他以深沉渗透的层按腹部、均匀柔和的摩腹等推拿手法防治消化系统疾病。清代《厘正按摩要术》也提出："急摩为泻，缓摩为补……摩腹，用掌心，团摩满腹上，治伤乳食。"这些均表明了小儿腹部推拿操作的有效性与必要性。

隋卓琴（1936—2016），天津人，为津沽小儿推拿第三代传承人，师从胡秀章。她不但继承了胡老的小儿推拿衣钵，还进一步提升了津沽小儿推拿的内涵与水平。在小儿推拿临床操作中，她手法动作规范，每一术式都谨遵前人要领。特别是在进行小儿腹部推拿时，传统的摩法在她手下变得不再"简单"。"不宜急，不宜缓，不宜轻，不宜重，以中和之意施之"是她对摩法的理解。她还注意与现代医学解剖学相关理论结合，如在治疗小儿感冒时，她往往会在按揉小儿天突、膻中等穴的基础上，加用推法施术于胸骨后的胸腺，以提高小儿免疫功能。同时，在治疗脑瘫患儿时，她也会在后背脊柱上施用叩法以促进脑发育不良患儿的神经支配功能。

王金贵（1965—），天津人，为津沽小儿推拿第四代传承人，师承隋卓琴。王金贵教授在前人基础上，系统梳理与完善了津沽小儿推拿流派的发展脉络，同时凝练了流派理论体系与特色手法，让津沽小儿推拿流派得以完整呈现在世人面前。

王金贵教授追随隋老系统收集整理了民间儿推手法，同时借助现代科学技术平台，将各流派名家相关临床经验纳入数据库，采用关联规则、复杂系统熵聚类等方法进行分析，总结用穴规律，提出"核心特定穴"概念，形成了指导临床医师的简化"推拿经方"。减少不必要手法操作，形成靶向明确的精准治疗方案。同时，王金贵教授效法夏禹铸《幼科铁镜》"用推即是用药"观点，形成了津沽小儿推拿独特的术式配伍理论。其将津沽小儿推拿"核心特定穴"以八纲、八法为总领，将"核心特定穴"分为"调脏""汗法""下法""温法""清法""和法""消法""补法"八类常用穴，是流派的独特观点。在治疗中，通过对患儿疾患辨证分型，准确判断治则治法，法方剂之君臣佐使，选择穴位处方配伍，发挥了津沽小儿推拿辨证准、选穴精、起效快的治疗优势，在临床中多能及时减轻小儿的病痛。另外，王金贵教授还溯源名家手稿和经典藏书，从古医籍中逐步梳理出"十二皮部"与小儿推拿的相关性，并将两者核心思想匹配融合。他结合多年临床经验最终形成了"皮部推按"疗法，进一步丰富了津沽小儿推拿的理论方法体系。

到现在，津沽小儿推拿已经发展到以李华南、董桦等为主体的第五代，不仅继承了前人的衣钵，同时，他们还深入开展了小儿推拿理论及应用的研究。他们获得全国首个小儿推拿领域国家自然基金项目，初步探究了推拿特定穴对泄泻胃肠动力特异的效应机制，具有重要的学术价值和可观的应用前景。他们还总结小儿常见疾病的常用穴应用规律，筛选小儿推拿"核心特定穴"，为临床治疗及预防小儿疾病提供优选的标准化治疗方案，用实际行动践行着新时期中医药"传承精华，守正创新"精神。

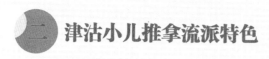

二 津沽小儿推拿流派特色

津沽小儿推拿有别于其他流派的小儿推拿,在薪火相传中继承创新并不断完善,形成了鲜明的学术特色。

1. 固护中州,腹部推拿

津沽小儿推拿认为小儿疾病的预防和治疗的重点在于固护中州,即调理脾胃,"脾胃无伤,则根本常固矣"。而腹部推拿是"津沽脏腑推拿"中的特色手法,主要作用于腹部脏腑。小儿腹部推拿的手法主要包括层按法、运腹法、摩腹法、旋揉法等,与成人推拿手法相近,通过改良后又有自身的特点。其主要施术于腹部循行的冲脉、任脉以及其他胸腹部重要穴位。而脾胃是腹部推拿施术的主要脏腑,不仅可以通过有规律的手法直接刺激"有形之脏",充分调动胃肠动力,还可根据不同补泻手法和穴位处方,联动不同经脉,形成"功能网络",从而干预"无形之脏"。将"有形"和"无形"整合,从而调节脾胃功能,促进气血精微物质生成输布。腹部推拿不仅可以通过调理脏腑经络治疗小儿功能性疾病,也可以配合方药,促进药物成分吸收和转运至病灶。可谓"脾胃健运则药自救,脾胃既衰,不能运转药性以施变化"。

小儿的生理特点决定了其推拿的侧重点有别于成人。《黄帝内经》云:"脾胃者,仓廪之官,五味出焉。"《婴童百问》云:"夫哺露者,因乳哺不调,伤于脾胃,致令脾胃虚弱,渐不能食,血气减损,肌肉不荣。"另外,小儿脏腑娇嫩,脾胃虚弱,医者若误用攻伐寒凉之法则易伤损脾阳,过用温燥之法则又耗伤胃阴,为疾病产生之根本原因。小儿"脾常不足"在众多医家的诊治思路中均占有重要的地位。因此,"固护中州"的理念也逐渐成为津沽小儿推拿的核心思想。

2. 纲举目张,核心用穴

"脏腑柔弱,易虚易实,易寒易热"是小儿发病的特点。小儿易于感邪,容易发病,并且一旦发病,其病情转化又十分迅速,变化多端。若手法杂而不精、穴位繁而不专,往往不能直达病所,无法快速缓解小儿的病痛。且穴位选取过多、操作时间过长,往往还会使患儿情绪烦躁,不配合治疗,达不到预期的效果。津沽小儿推拿在临床治疗中不提倡复杂的大处方和长时间的治疗模式，而是针对小儿的发病特点，在明代周于蕃所著的《小儿推拿秘诀》基础上，通过对古代医学著作的追溯和挖掘，结合几代传承人的临床经验，经过临床验证及现代统计方法分析后，最终科学地归纳出了一套临床常用、起效迅速、针对性强，并极具津沽特色的"核心特定穴"体系。

此外，津沽小儿推拿从临床实际出发提出了极具实用性的"以八纲辨证为纲，以八法为治则"的学术思想。清代夏禹铸在其所著的《幼科铁镜》中提到："用推即是用药，不明何可乱推……病知表里虚实，推合重症能生；不谙推拿揉掐，乱用便添一死。"明确指出了运用小儿推拿前要明确辨明疾病的性质，不可胡乱施术。津沽小儿推拿遵循古训，将八纲辨证作为基本诊断纲领，并要求第一时间明确小儿疾病的病性、病位、病势等关键要素，从而指导小儿推拿的手法治疗。同时在治疗方面，津沽小儿推拿又以八法为核心治则，将传统小儿推拿中的各种常用操作进行了系统的总结归纳，分为调脏、汗、下、和、温、清、消、补八大类核心操作手法。针对疾病性质，选取相应的操作，在临床应用中十分便捷准确。

3. 化繁为简，皮部推按

皮部推按是津沽小儿推拿的特色。皮部理论应用于成年人，主要是通过脏腑与经络之间的联系，来反映体内的脏腑病变。《黄帝素问直解·皮部论》中指出："腑脏之气，亦通于皮，亦有分部，其腑脏之气，不与于皮，而生大病矣。"即人体是一个有机整体，身体各个部分之间串联形成一个关系链，当脏腑出现功能障碍时，也会在体表皮部表现出相应变化。津沽小儿推拿将皮部理论进行了延伸，并不拘泥于将成年人的皮部视为脏腑病变的信号，而是侧重于十二皮部在治疗中的经络效应。同时，津沽小儿推拿认为小儿的十二皮部效同于成人的十二经脉的作用，通过经络辨证，归纳患儿临床表现所属经脉，以皮部推按治之。

津沽小儿推拿经过数十年经验总结和溯源归纳，利用推按手法沿着十二皮部的循行区域进行刺激，通过复杂的经络网联系病变脏腑，从而利用外治手法达到皮部与相应脏腑间的呼应，调节病变脏腑，精准治疗，最终改善相应脏腑功能。皮部具有抵御外邪之效。皮部位于人体表浅的部位，可与外界直接接触，是保护人体、抵抗外邪的第一道屏障。《黄帝素问直解·皮部论》中指出："百病之生，先于皮毛。"当皮部的屏障功能失常，病邪就会通过皮部直接进入经脉，侵袭脏腑，引发疾病。而推拿手法刺激皮部，"自外而达内"，使机体产生一系列变化。皮部又是十二经脉之气散布的部位，与机体内脏腑一一对应。因此，津沽小儿推拿将皮部这一特殊系统与推拿手法相融会，并根据经络辨证，在十二皮部的循行区域进行推按，整体调节小儿脏腑之间的功能平衡，从而提升皮部卫外屏障能力，起到养生保健和未病先防的作用。

 ## 三 小儿生理病理特点

小儿从出生到成年处于不断生长发育的过程中，无论形体结构、生理功能、患病病因病理、疾病演变都与成人有较大差别。对于津沽小儿推拿来讲，小儿这些特征与辨证论治的准确性息息相关，正确掌握它们，对于指导小儿保健与疾病防治具有重要意义。

1. 小儿生理特点

（1）脏腑娇嫩，形气未充

脏腑，为五脏六腑；娇嫩，即娇气嫩弱，指小儿发育不成熟、不完善；形指形体结构，如四肢百骸、肌肉骨骼、精血津液等；气指各种生理功能活动，如肺气、脾气、肾气等；充指充实、旺盛、完善。"脏腑娇嫩，形气未充"是指小儿处于生长发育过程中，机体各个系统及器官均未发育完善，身体机能尚不成熟。

历代医家对小儿生理特点有较多的论述，如《灵枢·逆顺肥瘦》言："婴儿者，其肉脆、血少、气弱。"《小儿药证直诀·变蒸》言："五脏六腑，成而未全……全而未壮。"这些论述充分阐明了小儿赖以生存的物质基础虽已形成，但五脏六腑尚未发育完善，身体的生理机能还未健全的特点。

小儿五脏六腑的形和气皆不充足，其中以肺、脾、肾三脏更为突出。明代医家万全在总结前人经验和临床实践基础上，提出"三不足，二有余"的学术观点，即小儿"肺常不足、脾常不足、肾常虚，肝常有余、心常有余"。小儿肺脏娇嫩，卫外机能未固，腠理稀疏，易为邪气所犯，感邪为病，故小儿易出现鼻塞、流涕、咳嗽、咳喘等感冒症状；小儿时期脾胃运化功能尚未发育完善，而生长发育迅速，对营养物质需求较多，易为饮食所伤，故应摄入容易消化的食物，若喂养稍有不慎，则容易患积滞、呕吐、泄泻等疾病；小儿肾气不足，肾精未充，肾主骨及生殖功能，小儿易见五迟、五软、遗尿等。小儿肝、心也未发育成熟，心主神明、血脉，小儿心气未充，心神怯弱，易受惊吓，思维行为能力差；肝主疏泄、主风，小儿经筋刚柔未济，故易发抽风、惊风等疾病。形气未充又常常表现为五脏六腑的功能状况不够稳定、完善。某一脏器轻微变化，就会引起其他脏腑的变化。比如，小儿肾精不足，无以化生阴血，就容易导致肝血不足；如果肝血亏虚，就会导致小儿肾精不足，影响生长发育，即"精血同源"的关系。因此，后世概括小儿生理特点提出了"稚阴稚阳"学说，就是说小儿时期机体柔嫩、气血未盛、脾胃薄弱、肾气未充，无论是物质基础还是生理功能，都是不成熟、不完善的，始终处在不断地生长发育的过程中。

（2）生机蓬勃，发育迅速

小儿机体无论从形态结构，还是生理功能方面，都是在不断地、迅速地生长发育。年龄越小，这种蓬勃的生机表现越明显。这种特性既能促进机体形态增长、功能完善，又可加快疾病康复。

《颅囟经·脉法》说："凡孩子三岁以下，呼为纯阳，元气未散。"将小儿这种生机蓬勃、发育迅速的生理特点概括为"纯阳"。这里的"纯阳"指小儿生机旺盛，好像旭日之初生，草木之方萌，蒸蒸日上，欣欣向荣。所谓"元气未散"，是指先天禀赋、真阴真阳不曾虚耗，能够保证促进生长发育的需要。《医学正传》记载，夫小儿八岁以前曰纯阳，盖其真水未旺，心火已炎。《临证指南医案》记载，襁褓小儿，体属纯阳，所患热病最多。上述古籍大多从病理角度对"纯阳"进行了描述与解释。但是现代医学普遍认为，从出生到1岁，生长发育最快；1岁到3岁，仍然以较快的速度增长；3岁以后，则体格增长逐渐减慢。"纯阳"之体的特点，年龄越小，表现就越突出，不能把"纯阳"理解为单纯阳气有余、有阳无阴或阳亢阴亏之意。要从小儿生理特点方面去理解"纯阳之体"的含义，应该为生机蓬勃、发育迅速之意，并非为单纯的阳亢阴亏或有阳无阴。

2. 小儿生长发育规律

小儿生长发育，是一个从低级到高级、从幼稚到成熟的过程。如运动发育的规律：先抬头、后抬胸，再会坐、立、行；从全掌抓握到手指捏取。又如牙齿，新生儿的口腔无牙，其形态结构与哺乳相适应；半岁以后开始长出乳牙；6岁以后乳牙逐渐脱落，代之以恒牙；到了17～21岁才可能长出最后两对智齿；牙的萌出同时促进了鼻旁窦的形成，并改变了面部的外形。因此，可变动的形态是小儿在生长发育过程中的特点。

小儿生长发育过程中，机体整体或各系统器官及其组成部分的生长发育，是在不平衡的状态下进行的，并表现出与年龄相关的规律性。有的激化，有的缓和，有的停滞不前甚至退缩，并呈阶段性的改变。如体重、身长在整个发育过程中每年增加的速度不同，出生后第1年增加的速度最为突出，其后速度减慢，到青春期又突然增长加速，其后又逐渐减慢。但生殖器官的发育则完全不同，出生时男女生殖器官仅具有雏形，在出生后10年内几乎没有变化，其中个别器官，如子宫甚至有明显的退缩现象，到青春期才获得迅速发育，从形态上开始出现一系列的改变，并出现第二性征。因此，在生长发育过程中，各系统的发育随年龄变化，或同一年龄阶段各系统器官不平衡的发育状况，均显现出其年龄特征，这是小儿生长发育的一个基本特点。

小儿生长发育虽按一定规律发展，但也受先天和后天因素的影响，存在较大的个体差异。先天因素包括种族、遗传及母亲的生育年龄、体格、产次、营养状况和妊娠持续时间等；后天因素包括地理、气候、营养、卫生、教育和健康状态等。因此，小儿的生长发育，如小孩的囟门闭锁、出牙和换牙的时间，在正常变动范围内，偏迟或偏早，出牙的顺序不同等，都是属于个体差异。又如各脏器的形态结构、大小、位置关系，也会因人而异。因此，在生长发育过程中，不同的机体受不同的内外环境（条件）影响表现出机体的不同形态、类型及形成过程，是小儿生长发育的另一特点。

（1）小儿体格生长规律

①体重　体重是小儿机体的总重量，可以用来反映小儿生长发育与营养状况。婴儿出生时的平均体重约为3千克，生后1周内可出现生理性体重下降，与奶量摄取不足、水分丢失、排除胎粪等因素有关。生后3～4个月的体重约为出生时的2倍，12月龄时体重约为出生时的3倍。

②身高（长）　身高是指小儿从头顶到脚底的距离，3岁以内的小儿通常立位测量不够准确，所以采取仰卧位测量，称为身长；3岁后用立位测量得出的值称为身高，这两种方法间的差距为1～2厘米。新生儿出生时的平均身长约为50厘米，生后第1年身长增长最快，约为25厘米，第2年增长速度稍慢，为10～12厘米。在青春期出现第二个生长高峰，持续2～3年。

③囟门　囟门分为前囟与后囟。前囟是指额骨与顶骨间形成的菱形间隙，测量大小时以囟门对边中点的连线距离为准，出生时大小为1～2厘米，随着颅脑的发育而增大，6个月时逐渐骨化变小，1～1.5岁时闭合。后囟是指顶骨与枕骨间的缝隙，

呈三角形，多数新生儿出生时就已经闭合，其余也大多会在 2 个月左右闭合。

④头围　从双眉弓上缘，经枕骨结节，环绕头一周的长度称为头围。出生时头围为 33 ～ 34 厘米，增长速度与身长和体重的增长速度相类似，第 1 年增长较快，1 岁时的头围约为 46 厘米，第 2 年增长速度减慢，2 岁时头围约为 48 厘米，15 岁左右接近成人，为 54 ～ 58 厘米。测量头围在小儿 2 岁以内最有价值。

⑤胸围　从乳头下缘，经过肩胛角下缘，平胸绕一周的长度即为胸围。胸围与肺和胸廓的生长有密切关系。出生时的胸围约为 32 厘米，1 岁时胸围与头围相等，约为 46 厘米，此后胸围逐渐增长至大于头围。

⑥脊柱　脊柱的生长可以反映出脊椎骨的生长状态，生后第一年，脊柱的生长速度快于四肢，此后四肢的生长速度超过脊柱。新生儿的脊柱没有弯曲，仅有轻度的后凸。3 个月左右抬头动作的形成可以出现颈椎前凸；6 个月学会坐时可以出现胸椎后凸；1 岁左右会走时可以出现腰椎前凸，直至 6 ～ 7 岁时这三个弯曲才会被韧带所固定。

⑦牙齿　人一生有 20 颗乳牙，28 ～ 32 颗恒牙。出生后 4 ～ 10 个月时，乳牙开始萌出。6 岁左右，萌出第一颗恒磨牙；6 ～ 12 岁时，乳牙开始逐个被同位的恒牙所替换，其中第 1、2 前磨牙代替第 1、2 乳磨牙；12 岁时萌出第二恒磨牙，约 18 岁后萌出第三恒磨牙，也有终生不萌出第三恒磨牙者。

⑧血压　小儿正常血压值可用下列公式进行计算：

收缩压（mmHg）=2× 年龄（岁）+ 80

舒张压（mmHg）= 收缩压 ×2/3

⑨呼吸、脉搏　呼吸和脉搏的检测应在小儿安静的状态下进行。各年龄分期的小儿呼吸与脉搏的正常值见表 1-1。

表 1-1　各年龄分期的小儿呼吸与脉搏的正常值

单位：次 / 分

年龄	呼吸	脉搏
新生儿	40 ～ 45	120 ～ 140
< 1 岁	30 ～ 40	110 ～ 130
1 ～ 3 岁	25 ～ 30	100 ～ 120
4 ～ 7 岁	20 ～ 25	80 ～ 100
8 ～ 14 岁	18 ～ 20	70 ～ 90

（2）神经心理发育规律

①感知发育

视觉：新生儿时已经有视觉感应功能，存在对光反射，但是只能看清15～20厘米内的物体；从2月龄起，可注视光源，有头眼协调；6～7月龄时可随物体上下移动目光；8～9月龄时开始出现视觉深度；18月龄时能区别不同形状；6岁时视觉已经发育充分。

听觉：新生儿出生时由于母体羊水潴留，鼓室没有空气，所以听力差；直至生后3～7天，羊水被吸收，听觉无障碍；3～4个月时会寻找声源，有悦耳声音时会微笑；7～9个月时，已经会确定声源；14～16个月时可以听懂自己的名字；到4岁时听觉已发育成熟。

味觉、嗅觉：新生儿时期的味觉发育已经非常成熟，4～5个月时，对味道轻微改变敏感。出生时嗅觉发育基本成熟，3～4个月时已经可以辨别不愉快的气味，7～8个月时可以对芳香味道做出反应。

皮肤感觉：皮肤感觉包括触觉、痛觉、温度觉和深感觉。新生儿时期眼、口、手掌、足底等部位，触摸后会有反应，而躯干处反应则较为迟钝。温度觉在出生时已经很灵敏。

②运动发育

平衡与大运动：平衡运动一般指抬头、坐、翻身、爬、站、走、跳等。一般小儿在3个月时抬头较稳，6个月时双手可以撑住独坐，8个月时能够坐稳，8～9个月时可以向前爬行，1岁左右会走，2岁时会跳，3岁左右会跑。

精细动作：3月龄左右，握持反射消失后可以玩弄手里的小物体；6～7个月可以出现换手、捏、敲等动作；9～10个月可以用食指、拇指拾取细小物品；12～15个月会用匙；18月龄时能够搭2～3块积木块；2～3岁时会用筷子；4岁可以独自穿衣。

③语言发育　语言的发育与听觉的成熟和大脑发育、发音器官的发育有密切关系。新生儿时期已经可以哭；3～4个月会咿呀作语；6个月可听懂自己的名字；1岁时可以说出简单的词汇，例如"爸爸""妈妈""不""抱抱""奶奶"等；2岁时能够进行简单的交谈；6岁时交谈顺畅，语句基本没有句法错误。

④性格发育　婴儿时期所有的生理需求都依靠成人，所以对亲人有足够的信赖感；幼儿时期已经学会走路，有一定的自主意识；学龄前基本可以生活自理；学龄期开始重视学习；在青春期，体格生长及性发育逐渐成熟，造成此时情感波动较大，

也容易发生较大的性格变化。如果性格一旦形成，就会相对稳定。

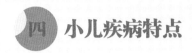

四　小儿疾病特点

1. 易发病

小儿在发病原因、疾病过程和转归等方面与成人有很大不同。小儿脏腑娇嫩，功能发育不完全。因此，对于疾病的抵抗能力偏差。加之小儿在冷暖及饮食上不能自我调整，非常容易被六淫及饮食所伤，其中肺和脾两脏的疾病发病率较高。肺司呼吸，外合皮毛。小儿经脉未盛，卫外未固，故邪气易由表而侵袭肺，影响肺的功能，导致感冒、哮喘、肺炎等疾病。脾为后天之本，主运化和输布精微物质，小儿脾常不足，且生长发育迅速，所需水谷迫切，若饮食不节，会影响脾的功能，导致腹泻、便秘、消化不良等。

2. 易变化

小儿体质具有"稚阴稚阳"的特点。其中"阴"指五脏六腑等有形之物；"阳"指五脏六腑等有形之物的生理活动。《温病条辨·解儿难》指出小儿"稚阳未充""稚阴未长"，故小儿易感邪气而发病，且发病后的变化也比成人更为迅速。若手法处方配伍庞杂，往往不能直达病所，无法快速缓解小儿的病痛。且穴位选取过多、操作时间过长，往往还会使患儿情绪烦躁，不配合治疗，达不到预期的效果。津沽小儿推拿在临床治疗中不提倡应用复杂的大处方和长时间的治疗模式，而是针对小儿的发病特点，通过对古代医学文献的追溯和挖掘，最终科学的归纳出了一套临床常用、起效迅速、针对性强、并极具津沽特色的"核心特定穴"体系。

3. 易康复

小儿脏腑娇嫩，形气未充，正气不足，为稚阴稚阳之体，具有发病容易、传变迅速的特点。但是，小儿又为纯阳之体，生机旺盛，脏气清灵，肌肤柔嫩，对外治疗法特别敏感，且作用迅速，随拨随应。因此，采用津沽小儿推拿手法多能取得较好的疗效，有效避免了药物治疗可能出现的不良反应。

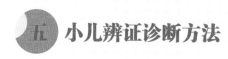

五 小儿辨证诊断方法

　　望、闻、问、切是中医特色的辨证诊断方法。但小儿言语不利，不能准确描述病情，加之就诊时经常哭啼叫扰，影响气息脉象，故给传统的中医四诊带来困难。《幼科铁镜》云："小儿科，则惟以望为主。"历代儿科医家均将望诊列为四诊之首，故本书作为科普读物，只简单介绍小儿望诊，辅助家长了解孩子病情。但医生临证时会四诊合参，不可偏废。

1. 望神

　　神是人体生命活动的外在表现，小儿面色红润，精力充沛，活泼好动，反应敏捷，证明小儿气血调和，神气充沛，是有神的表现。即便生病，恢复也很快速；如果小儿面色晦暗，精神萎靡，目光呆滞，反应迟钝，这是无神的表现，生病预后也较差。

2. 望二便

　　二便的颜色、次数等也对小儿疾病的诊断有重要意义。小便量多、色淡、清澈者，多为外感寒邪；小便短赤者，多为热邪内盛；小便色黄，皮肤黄染者，多为湿热浸淫；夜间遗尿者，多为肾气亏虚。大便稀薄，夹有凝块，多为乳食内伤；大便稀薄，色黄臭秽者，为湿热内蕴；大便干燥者，多为内有实热或阴虚津亏；下利清谷，泄泻不止者，多为脾肾两虚；大便呈果酱色，伴有哭吵者，多为肠套叠；大便呈灰白色者，可见于胆道闭锁。

3. 望指纹

　　望指纹主要针对 3 岁以下儿童，位置是食指桡侧前缘的浅表静脉。小儿的指纹分为风、气、命三关。望指纹时用手指轻轻从小儿食指的命关推向风关，在自然光下观察。正常的指纹为淡紫色，隐隐而不显于风关以上。辨证的总则为"浮沉分表里，红紫辨寒热，淡滞定虚实，三关测轻重"。首先看浮沉，浮主表证，

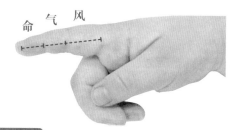

小儿指纹

沉主里证。若外感初起，指纹则浮现，若病邪在里，则沉而不显。其次看颜色，若外感风寒，则指纹颜色鲜红；若内有邪热，则指纹颜色为暗紫；若热邪较重，则指纹颜色为紫黑；若小儿体质虚寒，则指纹颜色为淡红。然后看形态，若气血亏虚，则指纹淡而细；若实邪内滞，则指纹变粗，推之涩滞，复盈缓慢。最后看部位，若病邪初期，指纹在风关，表明邪浅病轻；若病邪深入，指纹达气关，表明病情变重；若病情危重，指纹则透命关；若透关射甲，证明病情凶险。

 ## 六 津沽小儿推拿注意事项

1. 腹部按摩是津沽小儿推拿的特色手法，主要适用于 3 岁以上的小儿。

2. 津沽小儿推拿的施术顺序一般是上肢、头面、胸腹、下肢、腰背部。上肢穴位左右选择一侧即可，其他部位需要左右两侧施术。

3. 根据小儿年龄的不同，手法操作频次也有所不同。例如，婴幼儿每穴操作次数约 100 次，3 岁以上每穴操作增加至 200～300 次。

4. 在腹部按摩前 2 小时不要进食与饮水，并排空小便。施术者操作时手法需柔和，操作时要与小儿呼吸配合，避免小儿出现不适。

5. 操作前，施术者应洗手，不能佩戴戒指、手镯等。指甲不宜过长，应保持指甲边缘圆滑，以免损伤小儿肌肤。

6. 天气寒冷时，施术者应保证双手温暖，避免小儿受凉而加重病情。

7. 手法操作时应配合介质进行，如滑石粉、葱姜水、凉水等，其目的是润滑皮肤，防止擦破皮肤，同时作为药物介质可提高治疗效果。

8. 小儿推拿的地点应选择避风、避强光、安静的房间，室内要保持清洁卫生，温度适宜，保持空气流通。

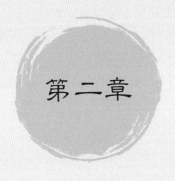

第二章

常用穴位

　　小儿推拿穴位与成人推拿穴位有所不同，小儿推拿有特殊的穴位，称为小儿特定穴。小儿特定穴有两大特点：一是"百脉皆汇于掌"，小儿特定穴多在上肢部位；二是小儿特定穴不仅有点状，还有线状和面状，甚至以一个部位为穴，如腹、手背等。小儿推拿穴位数量近百，而津沽小儿推拿临床用穴并不多。津沽小儿推拿不提倡应用复杂、多变的大处方，而是在明代周于蕃所著《小儿推拿秘诀》中"主治歌诀"的基础上，通过古籍的追溯挖掘，并结合现代科学研究，形成了独具特色的小儿"核心特定穴"。

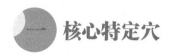

核心特定穴

所谓核心特定穴，即能够在某一方面起到关键作用、效专力宏的穴位，其在穴位处方配伍中能发挥相当于中药配伍中"君"药的作用。津沽小儿推拿强调辨证准确，对证选择恰当治法，使用相应的核心特定穴。核心特定穴以八纲、八法为总领，分为"调脏""汗法""下法""温法""清法""和法""消法""补法"的常用穴。津沽小儿推拿根据本流派专家经验，根据特定穴的主要作用，将其归为某一法，是本流派的独特观点。

1. 调脏核心特定穴

津沽小儿推拿在八纲辨证理论基础上结合脏腑辨证，提出了"以脏腑辨证为依据，以生克制化为治则"的理念，认为人体以五脏为中心，通过小儿推拿调整五脏功能能够达到治病防病的目的，调脏之要在于调"五经"，即脾土、肝木、心火、肺金、肾水。推拿"五经"可以调节相应的脏腑，用补法则补相应脏腑之虚，用泻法则泻相应脏腑之实，同时"虚则补其母""实则泻其子"，根据五行生克，进行配伍应用。在操作时，一般向心方向推为补、离心方向推为泻，但肾水的操作与之相反。因小儿脏腑柔弱，成而未全，全而未壮，具有"肝有余，脾常不足，肾常虚，心常有余"的特点，故而脾土、肾水宜补不宜泻，肝木、心火宜泻不宜补。

 肺 金

【位置】 无名指末节螺纹面。

【操作】 补肺金：操作者一手持小儿无名指以固定，另一手以拇指指端着力在小儿无名指螺纹面，向指根方向推。泻肺金：以拇指指端着力在小儿无名指螺纹面，向指尖方向推。清肺金：以拇指指端在小儿无名指末节螺纹面，指根和指尖方向来回推。一般操作 100～300 次。

【作用】 补肺金补益肺气，泻肺金清热宣肺。补肺金可用于肺气虚所致遗尿、自汗、盗汗等症，如自汗、咳嗽无力，多配合补脾土；清肺金可用于肺失宣降之咳喘等，多配合推揉肺俞；泻肺金可用于感受外邪引起的咳喘、发热等肺经实热证，如咳嗽痰鸣，多配合运内八卦。

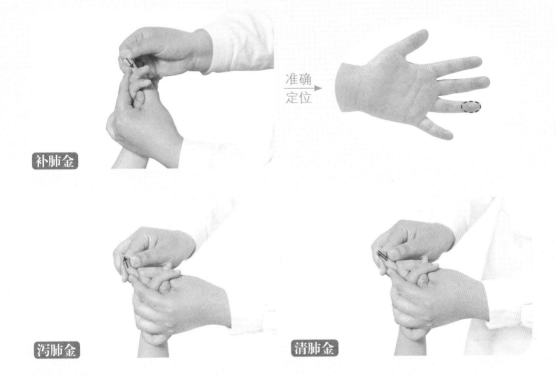

补肺金

泻肺金 清肺金

肝 木

【位置】 食指末节螺纹面。

【操作】 泻肝木：先以一手持小儿食指以固定，另一手以拇指指端着力在小儿食指螺纹面，向指尖方向推。清肝木：以拇指指端着力在小儿食指螺纹面，指根和指尖方向来回推。一般操作 100～300 次。

【作用】 平肝泻火，解郁除烦，息风镇惊。泻肝木多用于发热、目赤肿痛、烦躁不安、惊风、夜啼等实证。如五心烦热、惊风等，多与泻心火、掐揉小天心等合用以镇静除烦。

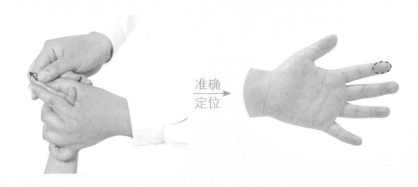

泻肝木

脾土

【位置】拇指掌面桡侧缘。

【操作】补脾土：操作者以一手拇、食二指捏小儿拇指使之伸直，另一手拇指指端循小儿拇指桡侧缘，自指尖推向指根。泻脾土：以拇指指端循小儿拇指桡侧缘，自指根推向指尖。清脾土：以拇指指端循小儿拇指桡侧缘，指根和指尖方向来回推。一般操作100～300次。

【作用】补脾土：健运脾胃，补益气血，利湿化痰。补脾土常用于治疗脾胃虚弱所致的食欲不振、消化不良、胃脘痞闷、恶心呕吐、腹泻痢疾、形体消瘦、气血不足等。如脾胃虚弱，可与摩腹、揉足三里等合用。泻脾土：泻脾热，利湿。清脾土：和胃消食。清脾土常用于食滞不消，与运内八卦、揉板门、分腹阴阳等合用。小儿脾胃薄弱，宜补不宜泻，若体格健壮、邪气盛实者需用泻法，则以泻大肠、泻胃经代之。

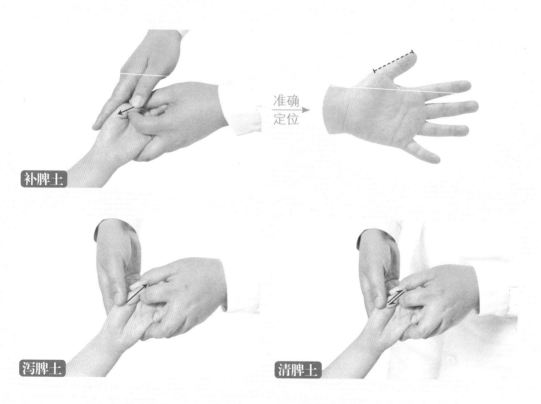

补脾土

准确定位

泻脾土

清脾土

心火

【位置】　中指末节螺纹面。

【操作】　泻心火：操作者先以一手持小儿中指以固定，另一手拇指指端在小儿中指末节螺纹面，向指尖方向推。清心火：以拇指指端在小儿中指末节螺纹面，指根和指尖方向来回推。一般操作 100 ～ 300 次。

【作用】　清心泻火，安神定惊，发汗退热。泻心火多用于心火旺盛所致的烦躁不眠、夜惊、夜啼、高热、面赤口疮等，多与退下六腑、清天河水、推后溪等配合应用；养心安神，宜配合补脾土、揉小天心。

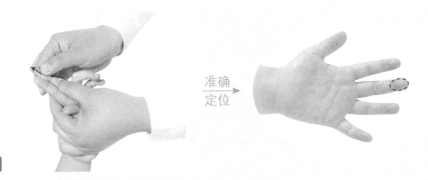

准确定位

泻心火

肾水

【位置】　小指末节螺纹面。

【操作】　补肾水：操作者先以一手持小儿小指以固定，另一手拇指指端在小儿小指末节螺纹面，向指尖方向推。一般操作 100 ～ 300 次。

【作用】　补肾益气。补肾水多用于先天不足、久病体虚所致的久泻、遗尿、发育迟缓等，多与补脾土、补肺金、揉肾俞、捏脊等合用。

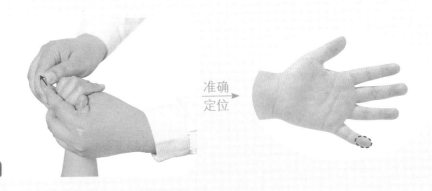

准确定位

补肾水

2. 汗法核心特定穴

汗法即通过调和营卫、发汗祛邪以解除表邪的治疗方法。"其在表者，汗而发之"，说明汗法具有祛除在表邪气、开郁泻热的作用。津沽小儿推拿将具有汗法功效的穴位操作归为汗法核心特定穴，多用于感冒、风疹等病症。二扇门、黄蜂入洞、膊阳池均能解肌发表，治疗感冒、头痛等外感病。二扇门是汗法代表，掐揉二扇门发汗作用强，对于高热、神昏等症能快速退热镇惊，更适合邪实体壮者；黄蜂入洞发汗力弱于二扇门，但通利鼻窍效果显著；膊阳池发汗同时能够通降二便、止头痛。

【位置】 手背中指根本节两侧凹陷处。

【操作】 掐揉二扇门：操作者两手四指托小儿手掌，令手掌向下，然后用两拇指指甲掐之，掐后以拇指端揉之。掐 3～5 次，揉 100～300 次。

【作用】 发汗透表，退热平喘。掐揉二扇门常用于伤风感冒、发热无汗、肺热喘咳等。体虚外感多与揉肾顶、补脾土、补肾水合用；外感风寒引起的发热、咳喘等症，多与开天门、推坎宫、揉太阳等合用。但需注意其发汗力猛，不可一味发汗，以免损伤小儿正气。

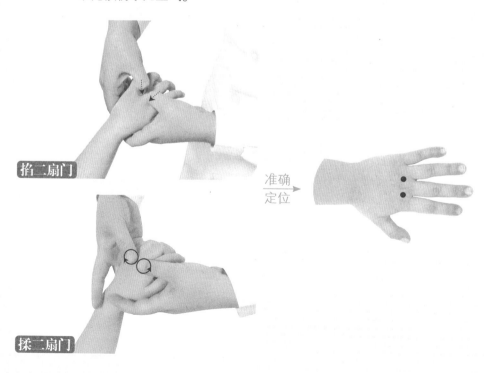

掐二扇门

揉二扇门

准确定位

黄蜂入洞

【位置】　两鼻孔下。

【操作】　操作者一手轻扶小儿头部，使小儿头部相对固定，另一手食、中两指的指端
　　　　　着力，紧贴在小儿两鼻孔下缘处，不间断的上下揉动，一般操作20～50次。

【作用】　发汗解表，宣通鼻窍。黄蜂入洞多用于外感发热、鼻塞流涕、呼吸不畅等，
　　　　　特别是冬季感冒后鼻塞及慢性鼻炎。本穴性偏热，若鼻涕黄浊，则需配合清
　　　　　天河水等凉性手法。

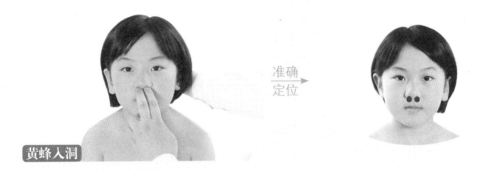

准确
定位

黄蜂入洞

膊阳池

【位置】　腕背横纹上3寸，尺骨、桡骨之间。

【操作】　掐揉膊阳池：操作者一手握小儿手，另一手拇指指甲掐穴处，继而揉之。一般
　　　　　掐3～5次，揉100～300次。

【作用】　解肌发汗，通降二便。掐揉膊阳池多用于外感风邪所致的头痛、身痛、无汗、
　　　　　咳喘，可用于大便秘结、小便赤涩、腹痛。

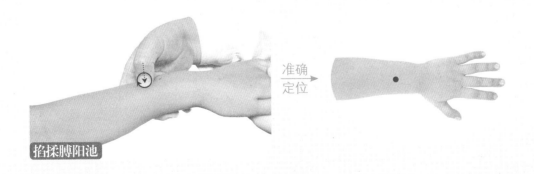

准确
定位

掐揉膊阳池

3. 下法核心特定穴

下法是指通过通利大便、小便，以排出邪气治疗疾病的治疗方法。"中满者泻之于内"说明下法具有祛除胃肠之邪气的作用。津沽小儿推拿将能泻实的穴位操作归为下法，临床多用于治疗食积、痰湿、水饮、湿热等病症。大肠、后溪、七节骨为津沽小儿推拿下法常用的核心穴，凡是胃肠实热积滞、燥屎内结等邪实之证，而正气未虚者，均可使用。治疗热泻、便秘等实证时，操作需稍用力，频率稍快，特别是推下七节骨，为加强手法泻热力量，可蘸取凉水作为介质推之。

七 节 骨

【位置】 腰部，第四腰椎至尾椎呈一直线。

【操作】 推下七节骨：以拇指螺纹面桡侧或食、中两指螺纹面着力，自上而下直推。

推上七节骨：以拇指螺纹面桡侧或食、中两指螺纹面着力，自下而上直推。

一般操作 100 ～ 300 次。

【作用】 温阳止泻，泻热通便。推下七节骨多用于治疗实热便秘或痢疾等病症，若腹泻属虚寒者，不可用。推上七节骨多用于治疗虚寒腹泻或久痢等病症，还可用于治疗气虚下陷、遗尿等病症，多与按揉百会、揉丹田等配合。

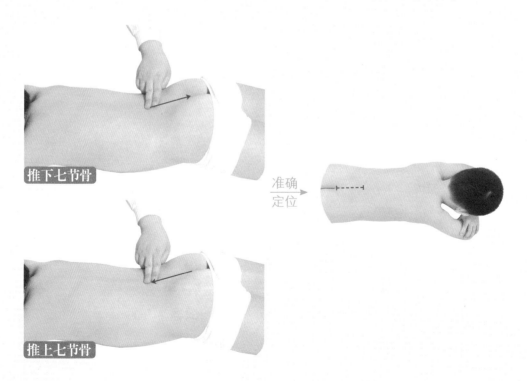

推下七节骨

准确定位

推上七节骨

大 肠

【位置】 在食指桡侧缘，自食指尖至虎口呈一直线。

【操作】 泻大肠：操作者以一手托小儿手使手掌侧置，虎口向上，另一手以拇指桡侧
着力，自虎口推向指尖。一般操作 100 ～ 300 次。

【作用】 清肠腑，除湿热，导积滞。泻大肠多用于湿热、积食滞留肠道引发的身热腹痛、
便秘、痢下赤白等症，常与清天河水、退下六腑、泻肺金、分腹阴阳等合用。

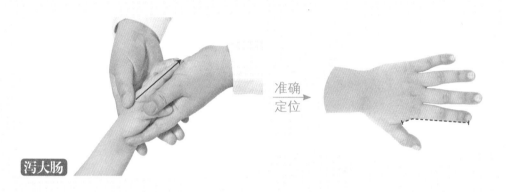

准确
定位

泻大肠

后 溪

【位置】 轻握拳，第五掌指关节后外侧横纹尽头。

【操作】 推后溪：操作者一手将小儿小指固定，另一手以拇指螺纹面自该穴推向指尖
方向。一般操作 100 ～ 300 次。

【作用】 清热利湿，通利小便，清心热。推后溪常用于汗证、癃闭、小便短赤、尿痛、
腹泻等。心经有热，下移小肠所致的小便短赤不利，常配合清天河水、揉小
天心。

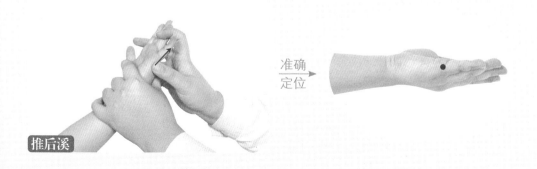

准确
定位

推后溪

4. 温法核心特定穴

温法是通过给机体相应刺激以扶助人体阳气，祛除寒邪或温补阳气而治疗疾病的方法。温法适用于各种寒性病证，如果寒邪袭表，则温阳散寒；如果寒邪入里，则温中祛寒；如果阳虚，则温阳补虚。津沽小儿推拿将有温阳散寒或温补阳气的穴位操作归为温法，主要用于表寒证、里寒证、虚寒证等寒性病证。三关、一窝风、外劳宫为津沽小儿推拿温法常用的核心穴，三者都具有温阳散寒的作用，在寒性疾病中常配伍使用，而三关还可以用于表证及作用于全身整体之气，一窝风还可以止腹痛，外劳宫还可以温固下元。

【位置】　前臂桡侧缘，自腕横纹至肘横纹成一直线。

【操作】　推上三关：操作者一手握持固定小儿手部，另一手食、中二指并拢，自腕横纹桡侧推向肘横纹桡侧。一般操作 100 ～ 300 次。

【作用】　温阳散寒，发汗解表，补气行气。常用于阳气不足所致的四肢厥冷、食欲不振、吐泻等里寒证，也可用于风寒感冒或疹出不透等表寒证。

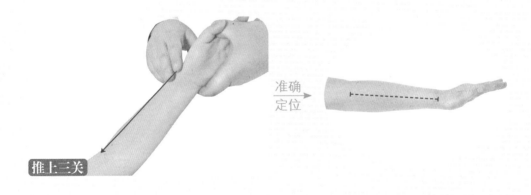

准确
定位 →

推上三关

【位置】　手背腕横纹正中凹陷处。

【操作】　掐揉一窝风：操作者用一手固定小儿手，使小儿掌面向下，另一手拇指或食指指甲掐之，继而揉之。一般掐 3 ～ 5 次，揉 100 ～ 300 次。

【作用】　温中行气，发散风寒，宣通表里，活血止痛。常用于受寒所引起的腹痛、食积不化等症，也可用于风寒表证。

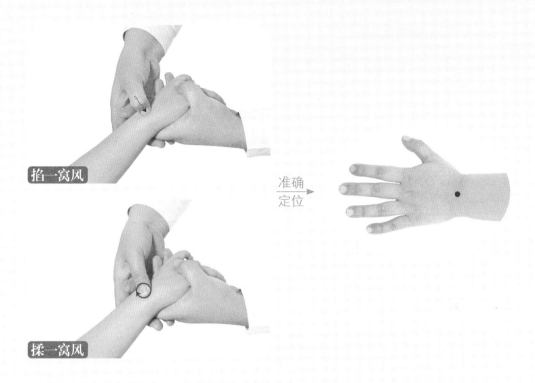

掐一窝风

揉一窝风

准确
定位

外劳宫

【位置】　在手背，与内劳宫相对，位于第三、四掌骨间凹陷中。

【操作】　掐揉外劳宫：以一手固定小儿手，另一手拇指指甲掐之，继而揉之。一般掐
　　　　　3～5次，揉100～300次。

【作用】　温阳散寒，温固下元。常用于鼻塞流涕、恶寒肢冷或脏腑积寒所致的完谷不
　　　　　化、寒痢腹痛。

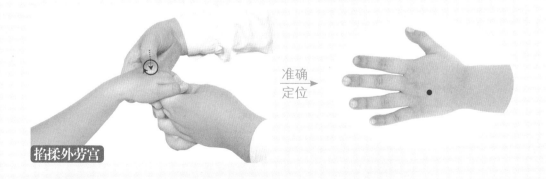

掐揉外劳宫

准确
定位

5. 清法核心特定穴

清法即清热泻火、清热养阴、清热解毒以治疗各种火热证的方法。广义的清法包括清实热和清虚热两大类。清法主要用于清泻邪热，有清热凉血、清热祛暑、生津除烦的作用。治疗时宜多用介质，如凉水、滑石粉等，手法宜快速、宜重。小儿推拿清法对于热证不仅退热效果好且无碍凉之虞。津沽小儿推拿以清法达到清热泻火除烦的目的，主要治疗脏腑热盛、食积化热等证，其常用的核心特定穴为天河水、六腑、内劳宫。

内劳宫

【位置】　掌心中，屈指时中指端与无名指端所着之处连线的中点。

【操作】　揉内劳宫：操作者一手持小儿手部以固定，另一手以拇指或中指指端揉。一般操作 100 ～ 300 次。水底捞明月：操作者一手持小儿手部以固定，用拇指或中指指腹自小指根运推，经小天心进入手掌内劳宫止，一般运 10 ～ 30 次。

【作用】　揉内劳宫：清热除烦，息风凉血，镇惊。主要用于调治因热而致的五心烦热、口舌生疮、烦渴、齿龈糜烂、便血、惊风、抽搐等。水底捞明月：清营退热。多用于高热神昏、热入营血、烦躁不安等。

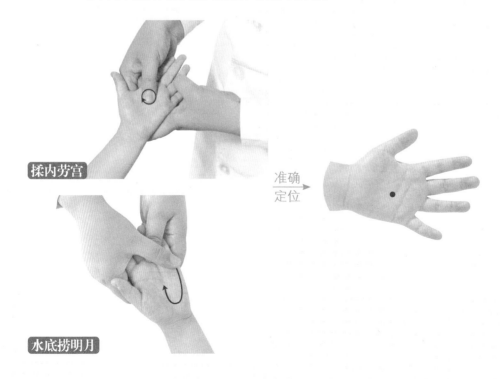

揉内劳宫

水底捞明月

准确定位

六腑

【位置】 在前臂尺骨下缘，自肘尖至腕横纹尺侧头成一直线。

【操作】 退下六腑：令小儿侧置其掌，手心向内，操作者以一手持小儿手，食指在下，托小儿前臂，再以另一手食、中二指自肘尖推至腕横纹尺侧头。一般操作100～300次。

【作用】 泻热，通腑，凉血。常用于治疗高热惊厥、壮热烦渴、咽痛、痄腮、便秘、疹痘不消等。

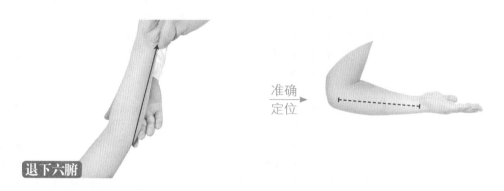

退下六腑　　　准确定位

小天心

【位置】 手掌根，大小鱼际交接处。

【操作】 揉小天心：操作者以一手托住小儿手，固定其四指，以另一手拇指或中指指端揉该穴。一般操作100次。

【作用】 清心热，安心神，利尿，明目。常用于心经有热导致的目赤肿痛、口舌生疮、小便短赤、惊风夜啼、抽搐不安等。

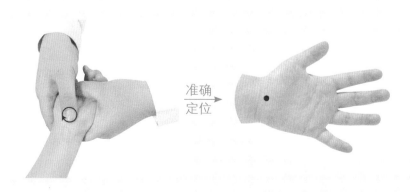

揉小天心　　　准确定位

天河水

【位置】 在前臂正面，腕横纹中点至肘窝成一直线。

【操作】 清天河水：操作者以一手持小儿手，使掌心向上，另一手食、中指指面自腕横纹中点向上推至肘窝。一般操作 100 ～ 300 次。打马过天河：操作者以一手的中指或拇指指面揉内劳宫 30 ～ 50 次，然后用食、中二指由腕横纹起沿天河水一起一落拍打至肘窝，一般操作 10 ～ 20 次。

【作用】 清天河水：清热解表，清心除烦，清泻胃火。常用于外感、发热、恶风、汗出、潮热、盗汗、五心烦热等。打马过天河：清热镇惊。常用于治疗高热、烦躁、神昏、抽搐等。

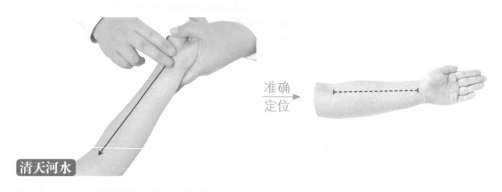

准确
定位

清天河水

6. 和法核心特定穴

　　和法即通过调和气血、阴阳、脏腑治疗疾病的方法。和法为调和之法，即通过调和的作用，使表里、营卫、阴阳、脏腑间的失调不和，重新归于和谐协调的一种治法。津沽小儿推拿的和法多采用分推阴阳以调和阴阳，治疗营卫不和所致汗证，以及水火失济所致夜啼、遗尿；通过捏脊以调和脏腑，治疗肝脾、胃肠、肝胃不和；通过推上三关配合退下六腑、揉内劳宫、揉外劳宫以调和寒热，治疗寒热往来、口苦咽干等少阳证。手阴阳和脊为津沽小儿推拿和法常用的核心穴。

手阴阳

【位置】 仰掌，掌后腕横纹。近拇指端称阳池，近小指端称阴池。

【操作】 分手阴阳：操作者用两拇指自掌后横纹中间向两旁分推到阴池、阳池，又称分推大横纹。一般操作 100 ～ 300 次。

【作用】平衡阴阳，调理寒热，调和气血，行滞消食。常用以治疗寒热往来、烦躁不安、夜啼、遗尿、腹泻、呕吐等。

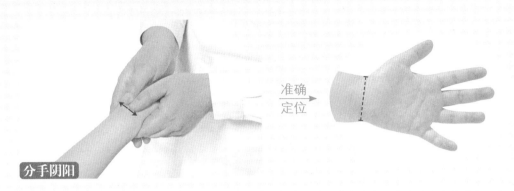

分手阴阳　　准确定位

脊

【位置】后背正中，整个脊柱。

【操作】捏脊：操作者以捏法自下而上捏之。一般捏 3～5 遍。推脊：操作者以食、中两指掌面着力，自上而下在脊柱上做直推。一般操作 100～300 次。

【作用】捏脊：调阴阳，理气血，和脏腑，培元气。常用于治疗疳积、厌食、腹泻、呕吐、便秘、咳喘、夜啼等。推脊：清热。常用于感冒发热。

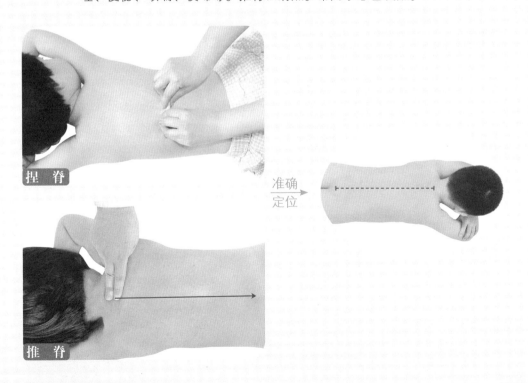

捏脊

推脊

准确定位

7. 消法核心特定穴

消法即通过消食导滞和消坚散结作用，使气、血、痰、食、水、虫等积聚而成的有形之结渐消缓散的一种治法。消法所治病证主要是在脏腑、经络、肌肉之间，邪坚病固而来势较缓，且多虚实夹杂，尤其是气血积聚而成癥瘕痞块，不可能迅即消除，必须渐消缓散。消法常与补法或下法配合运用，临床上根据病因、病证的不同，分为消导食积、消痞化癥、消痰祛湿。消法主要用于祛除壅滞，有消积散结的作用。津沽小儿推拿的消法以肚角、内八卦、四横纹、五指节为常用核心穴。

四横纹

【位置】　掌面食、中、无名、小指近侧指间关节横纹处。

【操作】　掐四横纹：掌面朝上，操作者一手固定小儿四指，另一手用拇指指甲逐个掐本穴1～3次。推四横纹：操作者以一手将小儿四指并拢固定，用另一手拇指螺旋面从小儿食指推向小指。一般操作100～300次。

【作用】　掐四横纹：退热除烦，散瘀结。常用于治疗疳积、腹胀、消化不良等。推四横纹：调中行气，和气血，除胀满。常用于治疗胸闷痰喘、气血不和等。

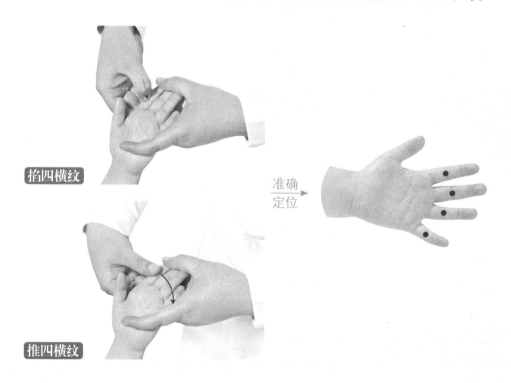

掐四横纹

推四横纹

准确
定位

内八卦

【位置】 手掌面，以掌心（内劳宫穴）为圆心，以圆心至中指根横纹内 2/3 为半径，所作圆周，八卦穴即在此圆上。对小天心者为坎，对中指者为离，在拇指侧离至坎半圆的中心为震，在小指侧半圆中心为兑。共八个方位：乾、坎、艮、震、巽、离、坤、兑。

【操作】 顺运内八卦：操作者以一手握小儿四指，使掌心向上，同时拇指按住离宫，另一手食、中两指夹小儿拇指，以拇指指腹自乾向坎至兑为一圈，如此循环旋运。逆运内八卦：从艮宫起以逆时针的方向旋运至震宫止为一圈，如此循环旋运。一般操作 100 ~ 300 次。

【作用】 顺运内八卦：宽胸理气，止咳化痰。常用于胸闷气喘、咳嗽、腹胀。逆运内八卦：行气消食，降气平喘。常用于呕吐、痰喘、乳食内伤。

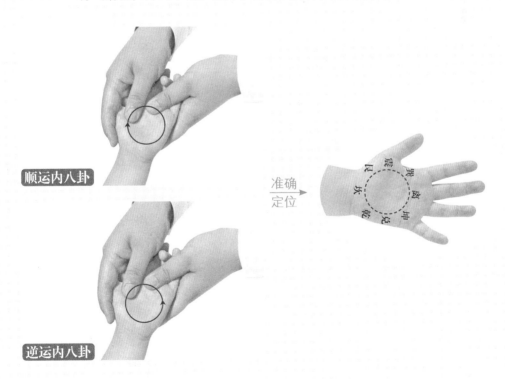

顺运内八卦

逆运内八卦

准确
定位

五指节

【位置】 掌背五指近侧指间关节。

【操作】 掐五指节：操作者一手握住小儿手部，使其掌面向下，以另一手拇指指甲依次掐五指近侧指间关节。一般掐 3 ～ 5 次。揉五指节：以拇指指端依次揉五指近侧指间关节。一般操作 100 ～ 300 次。

【作用】 掐五指节：镇惊安神。主要用于惊吓不安、夜啼、睡卧不安、惊风等。揉五指节：燥湿祛风。主要用于胸闷、痰喘、咳嗽等。

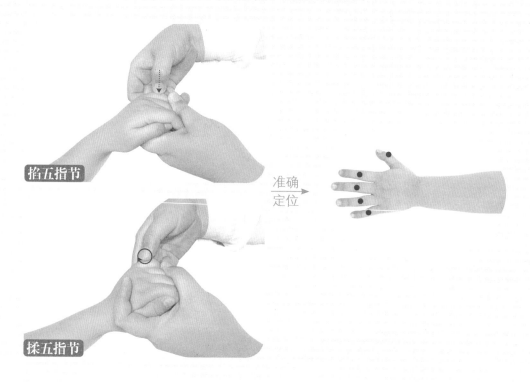

掐五指节

准确定位

揉五指节

肚角

【位置】 脐之两旁，肋骨直下。

【操作】 拿肚角：小儿仰卧，操作者用拇、食、中三指深拿。一般操作 3 ～ 5 次。

【作用】 健脾和胃，理气消滞，止腹痛。常用于治疗各种原因导致的腹痛，以伤食痛、寒痛更宜。

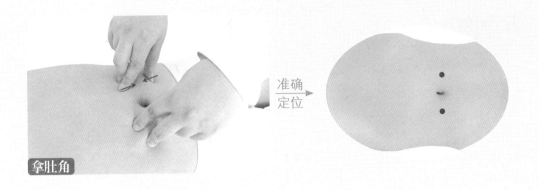

拿肚角

8. 补法核心特定穴

　　补法是主治虚证的一类治法。"虚者补之""损者益之"，推拿虽不能直接补益气血，但通过刺激穴位，可调节小儿机体功能，改善脏腑虚弱状态，治疗小儿先天禀赋不足、后天失养导致的各种虚证。补法分为补阳和补阴。补阳常用的核心特定穴为三关，亦为温法之常用核心特定穴；滋阴常用核心特定穴为二人上马；手背是补血常用的核心特定穴。

【位置】　手背处。

【操作】　揉手背：以一手托住小儿手，使掌心向下，以另一手掌面揉之。一般操作
　　　　　100 ～ 300 次。

【作用】　养血柔肝。揉手背常用于肝血不足所致双目干涩、夜惊多梦等病症。

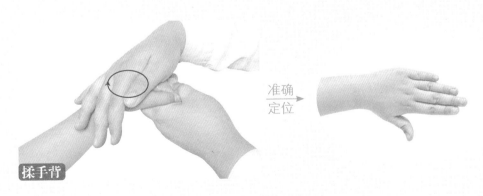

揉手背

二人上马

【位置】 手背第四、第五掌指关节后凹陷中。

【操作】 揉二人上马：以一手托住小儿手，使掌心向下，以另一手拇指或中指揉之。一般操作 100 ～ 300 次。

【作用】 补肾滋阴，利水通淋。揉二人上马常用于肾阴不足所致的虚热、潮热烦躁、哮喘、遗尿、小便赤涩等。与补肾水、补脾土等补法配伍应用可滋肾阴、壮肾阳，培补先天后天之本，用于调治先天不足、后天失养、脏腑虚弱等。揉二人上马、清天河水合用，可滋阴降火，清虚热；与专攻阳虚之推上三关合用，一阴一阳，阴阳共调，补益气血。

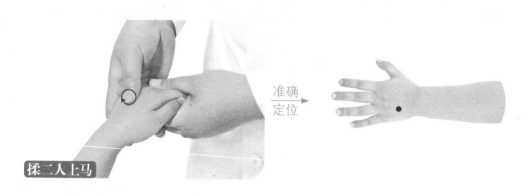

揉二人上马　　　准确定位

二　常用配穴

配穴是配合核心特定穴使用的穴位，其在穴位处方配伍中能发挥相当于中药配伍中佐使药的作用。

板门

【位置】 手掌大鱼际处。

【操作】 揉板门：操作者一手持小儿手以固定，以另一手拇指指端揉小儿大鱼际处。
清板门：以拇指指端在小儿大鱼际处，自掌骨向拇指根方向直推。横纹推向板门：以拇指指端在小儿大鱼际处，从腕横纹向拇指根方向直推。一般操作 100 ～ 300 次。

【作用】　健脾和胃，消食化滞。揉板门常用于乳食停滞、食欲不振、嗳气、腹胀、腹泻、
　　　　　呕吐等。清板门常用于胃中积热引起的食欲不振、呕吐等。横纹推向板门常
　　　　　用于胃气上逆所致的恶心、呕吐。

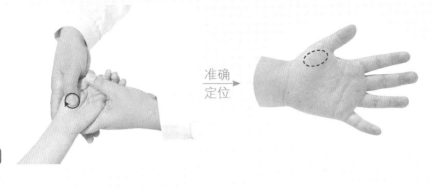

准确
定位 →

小 肠

【位置】　小指尺侧缘，指尖至指根成一条直线。

【操作】　泻小肠：操作者一手持小儿小指以固定，另一手以拇指指端由小儿指根推向
　　　　　指尖。补小肠：以拇指指端由小儿指尖推向指根。一般操作 100 ～ 300 次。

【作用】　泻小肠：清热利尿，分清泌浊。泻小肠可治疗下焦湿热引起的小便短赤不利、
　　　　　尿闭、水泻等。心与小肠相表里，若心经有热，热移小肠引起的小便不利可
　　　　　与清天河水合用，加强清热利尿效果。补小肠：温补下焦，缩尿。补小肠可
　　　　　治疗下焦虚寒引起的遗尿、多尿，可与关元、补肾水合用。

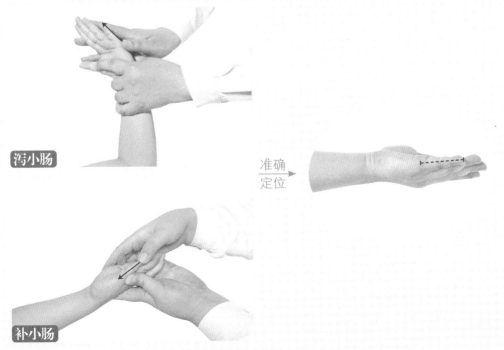

准确
定位 →

胃经

【位置】 拇指掌面近掌端第一节或大鱼际桡侧缘赤白肉际，由掌根至拇指根呈一直线。

【操作】 泻胃经：操作者一手持小儿拇指以固定，另一手以拇指螺纹面沿小儿大鱼际桡侧缘从掌根向拇指根方向直推。一般操作 100 ～ 300 次。

【作用】 清胃，降逆，通腑。泻胃经用于消化不良、腹胀、纳呆等脾胃虚弱证，或用于便秘、脘腹胀满等实证。还常用于治疗胃气不和、胃肠积热所引起的恶心、呕吐、呃逆、脘腹胀满、便秘、纳呆、发热、烦渴等病症，也可治疗胃火上逆引起的牙痛、衄血等病症。

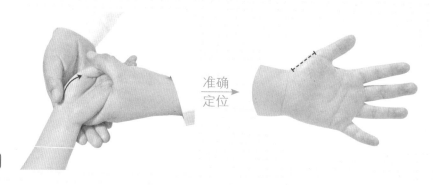

泻胃经　　　　　　　　　　准确定位

肾顶

【位置】 小指顶端。

【操作】 揉肾顶：操作者一手持小儿小指以固定，另一手中指或拇指指端按揉该穴。一般操作 100 ～ 300 次。

【作用】 止汗。揉肾顶常用于治疗自汗、盗汗或大汗淋漓不止等病症。

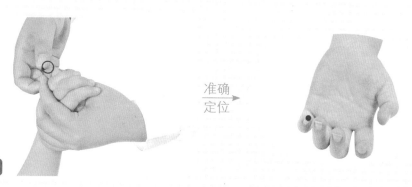

揉肾顶　　　　　　　　　　准确定位

小横纹

【位置】 掌指关节横纹一条线。

【操作】 推小横纹：操作者一手持小儿手以固定，另一手拇指指腹自食指侧推向小指侧。一般操作 100～300 次。

【作用】 化积，退热，除烦。推小横纹可用于治疗腹痛、腹胀等，还可用于治疗脾胃热结或食积化热之烦躁、发热、口疮等。

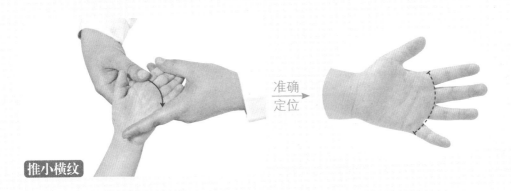

推小横纹　准确定位

掌小横纹

【位置】 小指尺侧，指根与掌横纹间的横纹处。

【操作】 揉掌小横纹：操作者一手持小儿手以固定，另一手中指或拇指指端按揉该穴。一般操作 100～300 次。

【作用】 化痰止咳，开胸散结，舒肝解郁。揉掌小横纹常用于治疗咳嗽、痰喘等病症。

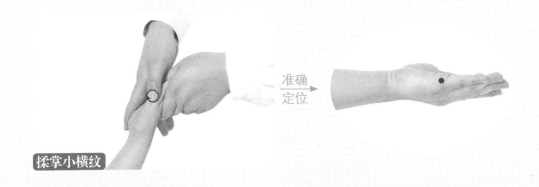

揉掌小横纹　准确定位

【位置】 十指尖指甲内赤白肉际处。

【操作】 掐十宣：操作者以一手握小儿手，以另一手拇指指甲逐指掐之。每指掐 3 ～ 5 次。

【作用】 清热，醒神，开窍。掐十宣常用于治疗高热、惊风、抽搐、烦躁不安等病症。

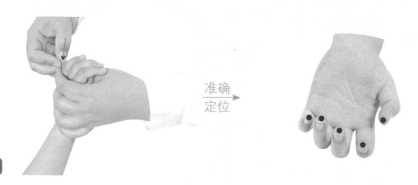

准确定位→

掐十宣

【位置】 手背第四、第五掌骨歧缝间。

【操作】 掐精宁：操作者一手持小儿四指，令掌背向上，另一手拇指指甲掐穴处，继以揉之，掐 5 次，或醒后即止。

【作用】 开窍化痰，行气散结。掐精宁一般与掐威灵合用，常用于治疗高热神昏、急惊风、慢惊风、头痛等病症。

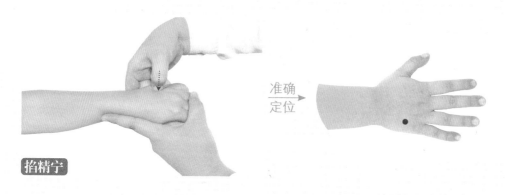

准确定位→

掐精宁

威灵

【位置】手背第二、第三掌骨歧缝间。

【操作】掐威灵：操作者一手持小儿四指，令掌背向上，另一手拇指指甲掐穴处，继以揉之，掐 5 次，或醒后即止。

【作用】开窍醒神。常用于治疗高热神昏、急惊风、慢惊风、头痛等病症，多与掐精宁同用。

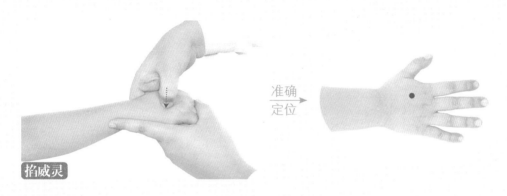

准确
定位

掐威灵

百会

【位置】头顶中央，两耳尖直上正中处。

【操作】揉百会：操作者以拇指或中指指端适当用力揉之。一般揉 100 ～ 200 次。

【作用】安神益智，升举阳气。常用于治疗小儿阳虚所致遗尿、泄泻，也常用于益智保健。

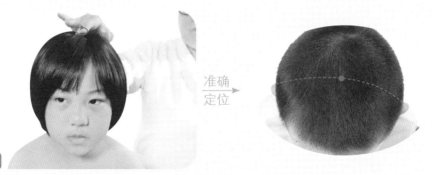

准确
定位

揉百会

太阳

【位置】 眉梢后凹陷处。

【操作】 推太阳：操作者以两拇指桡侧自前向后直推穴处，推 30 ～ 50 次。揉太阳（运太阳）：用中指指端揉该穴，揉 30 ～ 50 次。

【作用】 疏风解表，清热，明目，止头痛。多用于外感发热、头痛、鼻塞等病症。

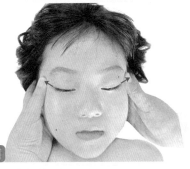

推太阳

准确
定位

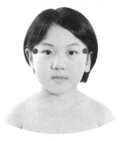

揉太阳

大椎

【位置】 在后正中线上，第七颈椎棘突下凹陷中。

【操作】 揉大椎：操作者以中指指腹置于穴位上按揉。一般揉 50 ～ 100 次。挤大椎：操作者以双手拇指、食指对称用力，将大椎穴周围皮肤捏起，进行捏挤，至周围皮肤出现紫红瘀斑为度。

【作用】 清热解表，通经活络。常用于治疗感冒发热、颈项强直等病症，同时对百日咳有特殊疗效。

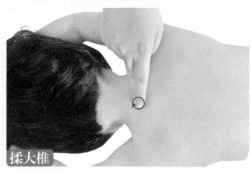

揉大椎

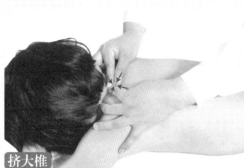

挤大椎

准确
定位

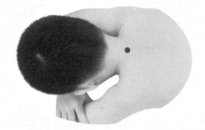

天门

【位置】　两眉中间至前发际成一直线。

【操作】　开天门：操作者以两拇指指端自下而上交替从眉心直推至前发际处。一般操
　　　　　作30～50次。

【作用】　疏风解表，开窍醒神，通利鼻窍。多用于外感发热、头痛等病症，多与推坎
　　　　　宫、推太阳等合用；若用于调治惊惕不安、烦躁不宁，多与清肝木、按揉百
　　　　　会等合用。

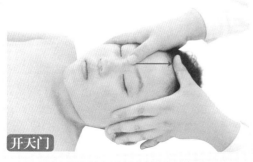

开天门

准确
定位

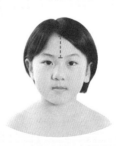

坎宫

【位置】 自眉心至眉梢成一直线。

【操作】 推坎宫：操作者以两拇指指端从眉心向两侧眉梢分推。一般推 30 ～ 50 次。

【作用】 疏风解表，醒脑明目，通鼻窍，止头痛。多用于外感发热、头痛、鼻塞等病症，还可用于目赤肿痛。

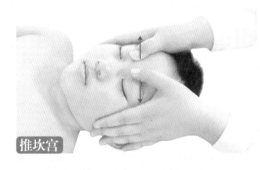

推坎宫

准确
定位 →

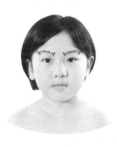

迎香

【位置】 鼻翼外缘中点，鼻唇沟中。

【操作】 揉迎香：操作者以食、中二指或两拇指指端置于该穴揉之。一般揉 20 ～ 30 次。

【作用】 宣通鼻窍。常用于各种原因引起的鼻部不适，如鼻塞、流涕、喷嚏等。

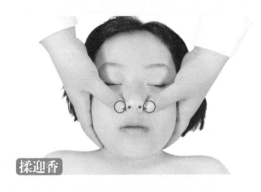

揉迎香

准确
定位 →

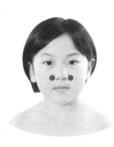

四白

【位置】　双目平视前方，瞳孔直下约 1 寸。

【操作】　揉四白：操作者以两拇指指端置于该穴揉动。一般揉 50 ～ 100 次。

【作用】　明目。常用于近视、弱视、斜视、干眼症、畏光等。

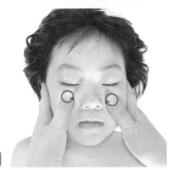

揉四白

准确
定位

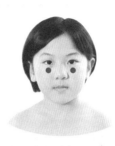

风池

【位置】　枕骨下，胸锁乳突肌与斜方肌上端之间的凹陷处。

【操作】　拿揉风池：操作者一手轻扶小儿前额部，使小儿头部相对固定，另一手拇指
　　　　　与食、中两指相对拿而揉之。一般揉 20 ～ 30 次。

【作用】　祛散风寒，发汗解表。多用于感冒、鼻塞流涕等病症。还可用于头目诸疾，
　　　　　如头昏、头痛、项强、目赤肿痛、迎风流泪等。

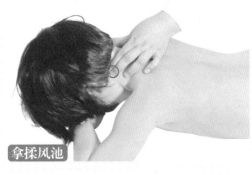

拿揉风池

准确
定位

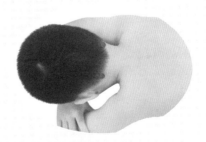

天柱骨

【位置】 颈部，颈后发际正中至大椎穴一线。

【操作】 推天柱骨：操作者一手轻扶小儿头部，使小儿头部相对固定，另一手食、中二指并拢，用指腹自上向下直推。一般推 100 ～ 500 次。

【作用】 祛风清热，降逆止呕。常用于风热感冒、肺热咳喘、咽喉不利等，还可用于呕吐、恶心等胃气上逆之症。

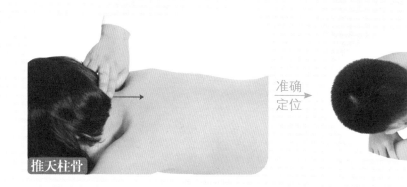

准确
定位

乳 旁

【位置】 乳头外旁开 0.2 寸。

【操作】 揉乳旁：操作者以两手中指指端，或以双手拇指指端置于穴位上按揉。一般操作 50 ～ 100 次。

【作用】 宽胸理气，止咳化痰。常与揉乳根、推或揉膻中合用治疗痰多导致的胸闷、咳嗽、喉间痰鸣等病症。

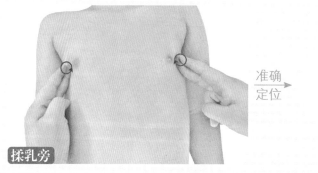

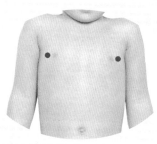
准确
定位

乳根

【位置】　乳头直下 0.2 寸，第五肋间隙。

【操作】　揉乳根：操作者以两手中指指端，或以双手拇指指端置于穴位上按揉。一般操作 50 ～ 100 次。

【作用】　通肺气，止咳喘，化痰湿。常与揉乳旁、推或揉膻中合用治疗痰多导致的胸闷、咳嗽、喉间痰鸣等病症。

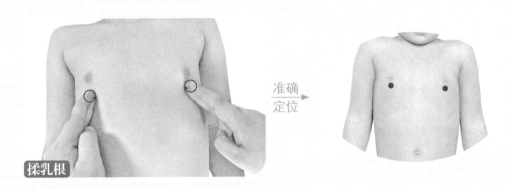

揉乳根　→ 准确定位

上脘

【位置】　位于上腹部，前正中线上，脐上 5 寸。

【操作】　揉上脘：操作者以食指或中指指端着力于该穴做旋转按揉。一般操作 50 ～ 100 次。

【作用】　健脾和胃，降逆平冲，开胸顺气。上脘穴通于上焦，常用于治疗食积呕吐等病症及肺系疾病。

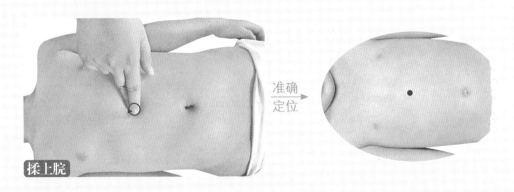

揉上脘　→ 准确定位

膻中

【位置】 胸骨正中，两乳头连线中点。

【操作】 揉膻中：操作者以中指或拇指指腹置于穴位上按揉，一般揉 50～100 次。

推膻中：又称开胸，操作者以两拇指自穴中向两旁分推至乳头，一般推 100 次。

【作用】 宽胸理气，止咳化痰，降逆止呕。常用于治疗胸闷、咳嗽、痰喘、嗳气、呕吐等病症。

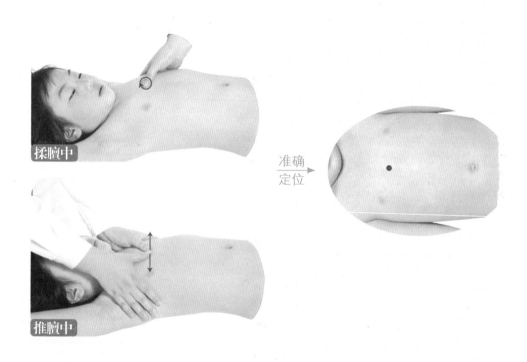

 脐

【位置】 肚脐中。

【操作】 揉脐：小儿仰卧位，操作者用食、中指指端或掌跟揉 100～300 次。摩脐：操作者用掌或四指摩。

【作用】 温阳散寒，补益气血，健脾和胃，消食导滞。常用于腹泻、便秘、腹痛、疳积等病症，多与摩腹、推上七节骨、揉龟尾同用。

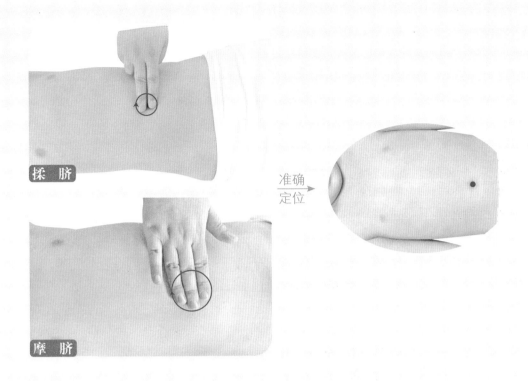

揉　脐

摩　脐

准确
定位

中脘

【位置】位于上腹部，前正中线上，脐上4寸。

【操作】揉中脘：操作者以食指或中指指端着力于该穴做旋转按揉。一般操作
50～100次。

【作用】消积化滞，补中益气，理气宽中。中脘穴通于中焦，常用于治疗饮食积滞、
气虚便秘、厌食、呕吐、泄泻、腹痛、嗳气等病症。

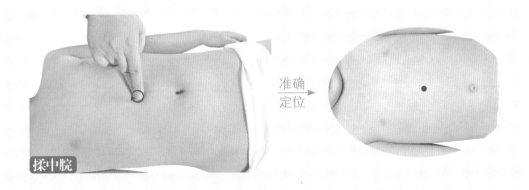

揉中脘

准确
定位

建里

【位置】 位于上腹部，前正中线上，脐上3寸。

【操作】 摩建里：操作者手掌指关节、指间关节微屈，空掌置于受术者建里穴，手心含气，手掌接触面依次交替施力，做小幅度旋转团摩，一般操作100～500次。

【作用】 健脾和胃，理气宽中，行气利水。常用于治疗胃痛、厌食、腹胀等病症。

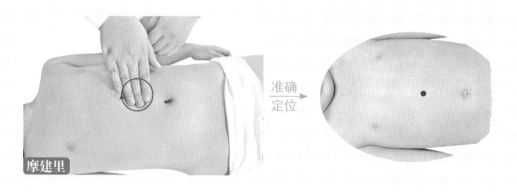

准确
定位

摩建里

下脘

【位置】 位于上腹部，前正中线上，脐上2寸。

【操作】 揉下脘：操作者以食指或中指指端着力于该穴做旋转按揉。一般操作50～100次。

【作用】 健脾和胃，温阳利水。下脘穴通于下焦，常用于治疗消化不良、二便失司、食积腹胀、腹泻、遗尿等病症。

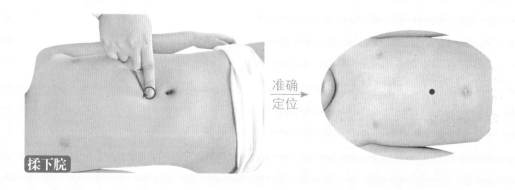

准确
定位

揉下脘

关元

【位置】 位于下腹部，前正中线上，脐下3寸。

【操作】 揉关元：操作者以食指或中指指端着力于该穴做旋转按揉。一般操作50～100次。

【作用】 补肾纳气，温阳散寒，化气利水。常用于治疗虚寒腹痛、遗尿等病症。

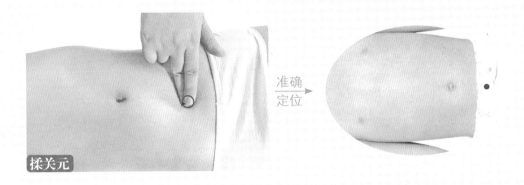

揉关元

准确定位

腹阴阳

【位置】 在两胁下之软肉处。

【操作】 分腹阴阳：小儿取仰卧位，操作者沿小儿肋弓角边缘向两旁分推，边推边从上至下移动，直到脐平面。一般操作100～300次。

【作用】 理气消食，健脾和胃。常用于小儿伤食腹泻、恶心、呕吐、食积腹胀、腹痛等病症。

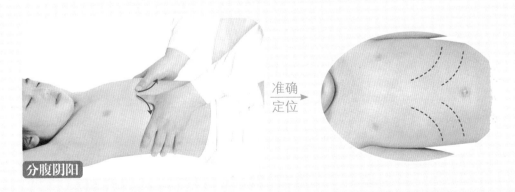

分腹阴阳

准确定位

丹田

【位置】 在小腹部，脐下 2～3 寸之间。

【操作】 揉丹田：操作者以食指或中指指端着力于该穴做旋转按揉。一般操作
100～300 次。摩丹田：操作者手掌指关节、指间关节微屈，空掌置于受术
者丹田穴，手心含气，手掌接触面依次交替施力，做小幅度旋转团摩，一般
操作 100～500 次。

【作用】 培肾固本，温补下元，泌别清浊。常用于虚寒引起的腹痛、遗尿等病症。

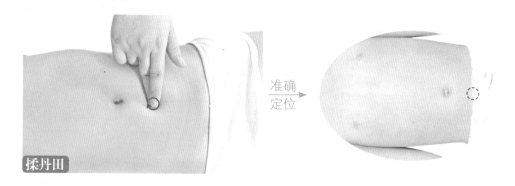

准确
定位

揉丹田

肩井

【位置】 肩上，大椎与肩峰端连线的中点，肩部筋肉处。

【操作】 拿肩井：小儿取坐位，操作者以拇指与食、中二指对称用力提拿本穴。一般
操作 3～5 次。

【作用】 发汗，疏解肌表。常用于风寒感冒。

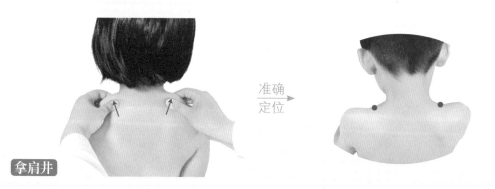

准确
定位

拿肩井

脾 俞

【位置】　在背部，当第十一胸椎棘突下，旁开1.5寸。

【操作】　揉脾俞：操作者以中指指端或两手拇指指端在该穴按揉。一般操作50～100次。

【作用】　调脾胃，助运化。多用于脾失健运导致的腹泻、呕恶、厌食、久咳、久喘、水肿、遗尿、发育迟缓等。

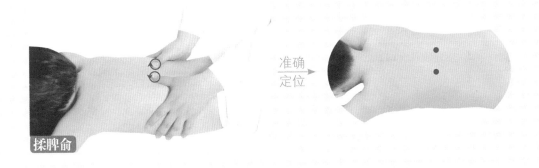

肾 俞

【位置】　腰背部，第二腰椎棘突下，旁开1.5寸。

【操作】　揉肾俞：操作者以中指指端或两手拇指指端在该穴按揉。一般操作50～100次。

【作用】　补益肾气，滋阴壮阳。常用于肾虚遗尿等。

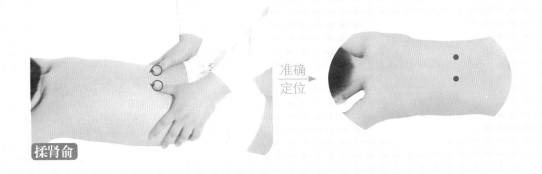

命门

【位置】 腰背部，第二腰椎棘突下凹陷中。

【操作】 揉命门：操作者以中指指端或拇指指端在该穴按揉。一般操作 50 ～ 100 次。

【作用】 温补肾阳。常用于肾气虚、肾阳虚所致的形寒肢冷、久咳、久喘、小便清长、体虚瘦弱等。

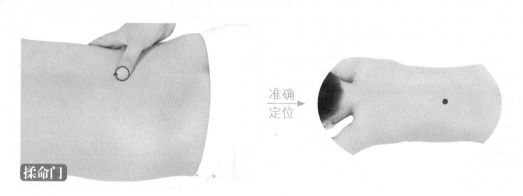

准确
定位 →

揉命门

龟尾

【位置】 尾椎骨末端。

【操作】 揉龟尾：用拇指或中指指端揉之。一般操作 100 ～ 300 次。

【作用】 止泻，通便。常用于各种腹泻、便秘等。

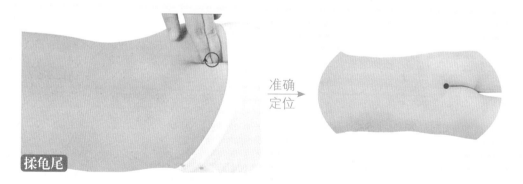

准确
定位 →

揉龟尾

足三里

【位置】 外膝眼下 3 寸，胫骨外侧约 1 横指。

【操作】 揉足三里：操作者以拇指指端按揉该穴，亦可用两手中指指端按揉该穴。一般操作 20 ～ 100 次。

【作用】 益气健脾胃，助脾胃运化。常用于气虚引起的发热咳喘、呕吐、腹泻、腹痛、食欲不振、大便无力等。

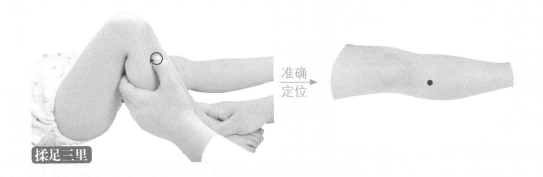

揉足三里

准确
定位

涌泉

【位置】 屈趾，足掌心前正中凹陷处。

【操作】 揉涌泉：操作者以拇指指端按揉该穴。一般操作 30 ～ 50 次。

【作用】 滋阴。常用于阴虚导致的发热、尿频等病症。

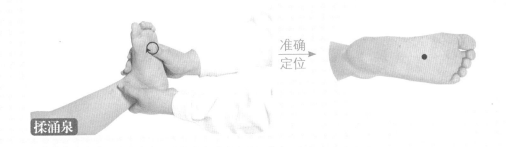

揉涌泉

准确
定位

肺 俞

【位置】 背部，第三胸椎棘突下，旁开 1.5 寸。

【操作】 揉肺俞：操作者以中指或两拇指指端按揉。一般操作 50 ~ 100 次。推肺俞：
又称分推肩胛骨，操作者用两拇指指端分别自肺俞沿肩胛骨内缘由上向下做
分推运动。一般操作 100 ~ 300 次。

【作用】 补益肺气。常用于久咳不愈、咳喘、汗证、遗尿等。

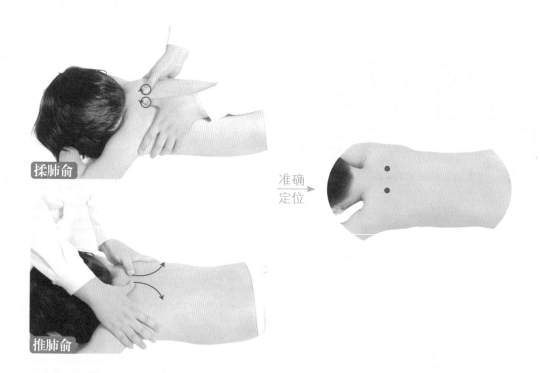

揉肺俞

推肺俞

准确
定位

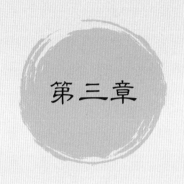

第三章

常用手法

津沽小儿推拿常用的手法有推法、揉法、运法、拿法、掐法、捏法、挤法、摇法等。

揉法

操作：以中指指端或拇指螺纹面着力，吸定于治疗部位或穴位上，施加一定压力，然后做轻柔和缓的顺时针或逆时针方向的环旋运动，并带动该处的皮下组织一起运动。

动作要领：腕部放松，紧贴皮肤，带动皮下肌肉组织，动作轻柔，着力部分不能与患儿皮肤发生摩擦运动，也不能用力下压。

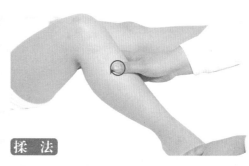

揉 法

运法

操作：以拇指螺纹面或食、中指的螺纹面着力，自一个部位向另一个部位做弧形或环形移动。

动作要领：运法操作时，宜轻不宜重，所谓"皮动肉不动"，不能带动着力部位的皮下组织，仅需轻轻摩擦皮肤。

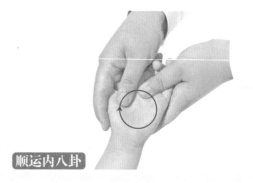

顺运内八卦

推法

以拇指或食、中两指的螺纹面着力，附着在患儿体表一定的穴位或部位上，做直线或曲线移动，称为推法。推法根据操作方向、轨迹的不同，可分为直推法、分推法。

直推法

操作：以拇指螺纹面或桡侧缘着力，或食、中两指伸直，以食、中两指螺纹面着力，作用于穴位或部位上，做直线推动。

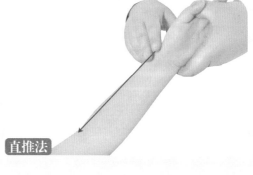

直推法

分推法

操作：双手拇指螺纹面或桡侧缘，作用于穴位或部位上，自穴位或部位的中间向两旁做直线或曲线推动，如"←·→"或"↙·↘"状。

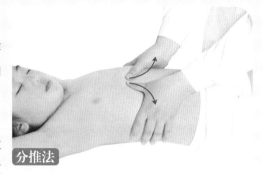

分推法

动作要领：推法在操作时，用力应适中，做到"皮动肉也动"。推时需使用介质（如滑石粉等），避免小儿皮肤受损。推法是最具方向性的手法，其操作方向与补泻作用密切相关。重推具有泻热作用，常应用在清热操作中，如推下七节骨、推天柱骨、推脊等。

拿法

操作：以拇指与食、中二指相对用力，稍用力内收，将治疗部位夹持，捏而提起，进行一紧一松地交替操作。

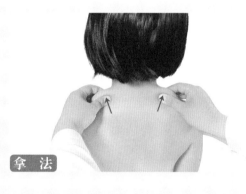

拿法

动作要领：拿法在操作时，切忌指甲抠掐，当以指腹相对用力拿起，需拿之有物，要拿住皮下组织而不能仅夹持皮肤。拿法用力较重，一般操作次数不宜多，往往在治疗结束时使用。

掐法

操作：手握空拳，拇指伸直，可以拇指指腹紧贴食指中节桡侧缘以固定拇指。以拇指指甲着力，吸定在需治疗的穴位上，垂直迅速用力掐压。

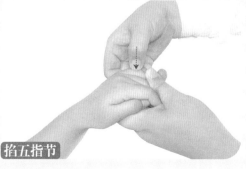

掐五指节

动作要领：掐时应逐渐用力，急救时须重力掐按以醒其神，但应避免掐破皮肤。掐法用力重、刺激强、时间短，属于泻法。多用于急症、实证、热证，因易引起小儿哭闹，所以多于治疗结束时操作，且掐后多辅以揉法。

捏法

操作： 用拇指和食、中指指面着力，将治疗部位皮肤夹持、提起，并向前捻搓，随即放松，一捏一放，沿直线反复施术。

动作要领： 捏法操作时，不要用指甲抠掐，也不要带有拧转动作。捏脊时应当由下到上，力度由轻到重，以减少小儿抗拒，待小儿适应以后，可在捏脊的同时重点以拿法刺激肾俞、脾俞、肺俞等穴位，以调整脏腑功能。

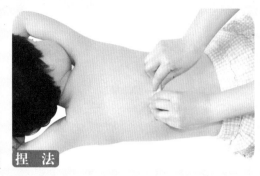

捏 法

挤法

操作： 以双手拇指和食指对称置于穴位四周，四指在穴位周围正方形的四个角上，对称用力向穴位中央推挤。

动作要领： 挤法操作时，不要与皮肤表面产生摩擦，而是推挤皮下组织，四指应当对称用力，同时发力，力度由轻到重，以皮肤发红或出痧为度。挤法操作刺激量较大，但透发作用较好。若小儿不耐重手法，可以让小儿家长嘬痧代替，即用嘴紧贴该穴嘬吸出痧，刺激较小，易于接受。

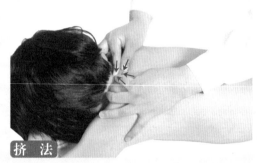

挤 法

摇法

操作： 以一手托握小儿需摇动关节的近端肢体，用另一手握住小儿需摇动关节的远端肢体，做缓和的顺时针或逆时针方向的环形旋转运动。

动作要领： 摇法操作时，两手要协调配合，动作宜缓不宜急，摇动的速度不可过快，操作宜轻不宜重，力量要由轻到重，切忌使用暴力。摇动范围由小至大，且必须是在该关节生理活动范围内。

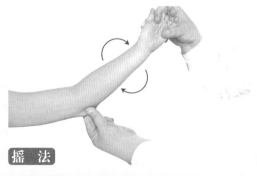

摇 法

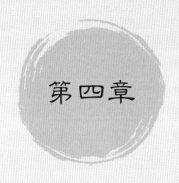

第四章

小儿腹部推拿常用手法

腹部推拿手法是津沽小儿推拿的特色手法，包括层按法、旋揉法、摩腹法、运腹法四大类手法。

层按法

以右手小鱼际着力于左手拇指掌指关节背部，在患儿腹部特定部位或穴位上施以不同力度、不同深浅层次的按压，称为层按法。

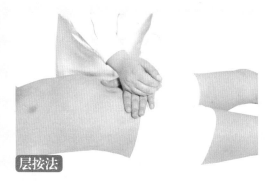

层按法

操作：小儿仰卧位，操作者位于其左侧，以左手大鱼际附着于腹部，左手第二掌指关节吸定在腹部特定部位或穴位上，右手小鱼际着力在左手拇指掌指关节背部按压，随小儿呼吸徐徐下降或者上升，做不同力度、不同深浅层次的按压。

平补平泻法：手掌向下按压至腹主动脉搏动最明显处，此处称之为平补平泻层，保持此按压深度 1～2 分钟，后随小儿吸气逐渐轻缓上提结束手法。

补法：手掌向下按压至平补平泻层，保持此按压深度 1～2 分钟，随小儿吸气轻缓上提，手下感到腹主动脉仅有微弱搏动时，在此按压深度保持 1～2 分钟，后缓缓上抬结束手法。

泻法：手掌向下按压至平补平泻层后继续下按，直至感到腹主动脉微弱搏动，保持此按压深度 1～2 分钟，后缓缓上抬结束手法。

动作要领：层按法施术于小儿腹部中线区域或特定的任脉穴位，按压深度分为五层，按压层次以手下间接感觉到腹主动脉搏动的强弱为参照标准。操作者双手的按压频率一定要随小儿呼吸而徐徐下降或徐徐上抬，直至手法深透到所需层次，保持此按压层次，询问小儿双下肢是否出现酸麻胀等感觉后，按而留之，达到一定时间。需要注意的是，施术前应先诊察小儿有无呼吸困难、感冒、咳嗽、气喘等症状，腹部有无胀满及压痛，腹腔有无肿块，肝脾是否肿大等情况。有上述情况者不宜施术，以防出现结气等不良反应。

旋揉法

　　虚掌握拳扣于小儿腹部特定部位并按压，以腕关节旋转带动手在腹部做顺时针或逆时针移动，称为旋揉法。

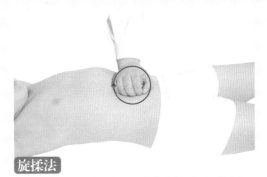

旋揉法

　　操作： 小儿仰卧位，施术者位于其左侧，单手（左或右）掌指关节及指间关节屈曲，虚掌握拳扣于小儿腹部特定部位并按压，以腕关节旋转带动发力，单手（左或右）沿掌根部、小鱼际、小指、无名指、中指、食指远端指间关节背侧、拇指桡侧、大鱼际的顺序做环转施力按压的循环揉动（右手为逆时针方向、左手为顺时针方向），手在腹部可做顺时针或逆时针移动。

　　动作要领： 操作时，把握"稳、圆、连、慢"四字要领，即手掌接触腹部用力均匀、手势手型稳定不变；腕关节旋转姿势圆滑、手掌在腹部移动流畅；每一个动作果断连续、中间间隔不停滞；整体动作要缓慢、保持速度恒定，频率 15 ～ 30 次 / 分钟。

摩腹法

　　以食指、中指、无名指掌面贴置于小儿腹部特定部位，做小幅度摩擦旋转，并依施术部位需要，逐步扩大摩擦范围至整个腹部，称为摩腹法。

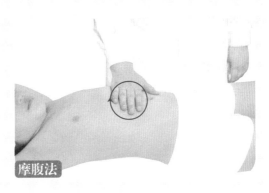

摩腹法

　　操作： 小儿仰卧位，施术者位于其左侧，右手掌指关节、指间关节平直，贴置于小儿腹部特定部位，以食指、中指、无名指掌面接触皮肤，围绕受术部位做小幅度摩擦旋转，依施术部位需要，逐步扩大摩擦范围，直至扩展至整个腹部。

　　动作要领： 摩腹法操作时只在腹部体表轻缓摩动，以不带动皮下组织为准，俗称"皮动肉不动"，手法轻柔而流畅、灵活而不滞，速度均匀，不可向下按压，易形成揉法。手势含蓄内敛，接触皮肤的手指掌面会因相对摩擦而产热，继而向体内传导，受术者可感到温暖舒适。操作时顺逆时针方向皆可，频率 40 ～ 60 圈 / 分钟，无严格的补泻，以感觉微热为佳。

运腹法

拇指与食、中二指呈拱手状，扣放于腹部特定部位或穴位上，先以拇指螺纹面着力，在受术部位所在水平面做弧形推送，继以食、中指掌面着力，在受术部位所在水平面做弧形回带，称为运腹法。

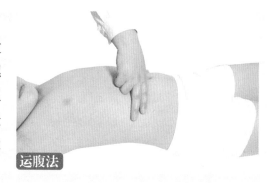

运腹法

操作：操作者位于左侧，右手拇指伸直，食、中二指并拢，右手拇指与食、中指分置于腹部正中线两侧的特定部位上呈水平放置，先以拇指螺纹面着力，沿受术部位水平带动腹部组织做弧形推送至右腹侧；继以食、中指掌面在对侧着力，上臂回收，沿受术部位水平带动腹部组织做弧形回带，反复操作。

运腹法的两个操作：运神阙一线、运建里一线。

运神阙一线是沿神阙 – 肓俞 – 天枢 – 大横 – 带脉穴连线水平进行操作。

运建里一线是沿建里 – 石关 – 关门 – 腹哀穴连线水平进行操作。

动作要领：运腹法动作频率较低，每分钟 15 ～ 20 次，推送与回带旨在带动腹部组织来回运动，交替过程中腕关节要灵活伸屈。在实证治疗时宜以重推送轻回带、频率上稍急、深度较深、大幅度、力度重为主；在虚证治疗时宜以轻推送重回带、频率上缓而不急、深度轻浅、小幅度、小力度为主。

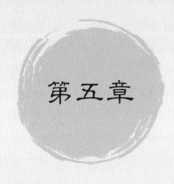

第五章

皮部推按

　　皮部推按是津沽小儿推拿另一大特色。津沽小儿推拿通过脏腑经络辨证，以十二皮部循经推按为治疗手段，精准治疗，达到调理脏腑、防病治病的作用。其理论朴素至简，但对于疑难杂症手到病除，将其简化后尤其适于家长朋友在家操作。

皮部是将人体体表皮肤按中医十二经脉及其所属络脉的循行分布而划分的十二个区域，称为十二皮部，是人体经络系统的重要组成部分。中医经典古籍《黄帝内经》中说："皮者，脉之部也。邪客于皮则腠理开，开则邪入客于络脉，络脉满则注于经脉，经脉满则入舍于腑脏也。"即说的是外邪多由皮部传向身体内部的脏腑，指出了皮部作为人体的最外层，有保护机体、抵御外邪侵袭的作用。同时皮部又是十二经脉之气散布的部位，与机体内脏腑相关联，能够反应相应脏腑的疾患，也可以用于治疗脏腑疾病。

 # 一 皮部推按操作

推经：视所推皮部的宽窄而定，以拇指的螺纹面或整个拇指掌面或拇指掌面联合大鱼际及食指掌面着力，吸附在小儿体表特定皮部区域，沿经脉走行，顺经或逆经，做单方向线性推动。

按穴：每遇穴位则停止循推，在穴位处以拇指进行按揉。

躯干部皮部操作

小儿取仰卧位或俯卧位，操作者以双手拇指掌面桡侧缘联合大鱼际同时着力于腹部或背部两侧皮部区域对称推动。

躯干部皮部，以人体正中线为界，对称分布，操作时一般同侧同时推按，不同于四肢部的皮部推按操作。

上肢部皮部操作

小儿取仰卧位或坐位，操作者以一手持小儿手，使其掌心向上或向下，托小儿手臂，以另一手拇指螺纹面或拇指掌面着力在体表皮部推动。

用拇指着力在上肢体表做皮部推按时，拇指伸直，余四指略外展，腕关节伸直，以肘部屈伸带动拇指推动，用力均匀。在具体穴位施以按揉时，若穴位位于指端，如少商、少冲、商阳等，以拇指侧缘按揉。

下肢部皮部操作

小儿取仰卧位，操作者以拇指掌面或拇指掌面桡侧缘联合大鱼际同时着力在体表皮部推动。

推按足三阴经（足厥阴肝经、足少阴肾经、足太阴脾经），一般用拇指掌面着力；而足三阳经（足少阳胆经、足阳明胃经、足太阳膀胱经）的皮部推按多以拇指掌面联合大鱼际同时着力，拇指需伸直，余四指略外展，腕关节屈曲，以肘部屈伸带动手掌推动，用力均匀。

二　十二皮部及其应用

十二经脉以线状分布，而十二皮部是以片状或条状分布，适于推拿手法治疗。皮部推按即循着经络走向施以推法，并针对特定穴位，进行重点点按，家长朋友不知确切穴位，可以仅推经而不揉穴。津沽小儿推拿通过脏腑经络辨证，以十二皮部循经推按为施术手法，精准治疗，起到调理脏腑、防病治病的作用。下面将十二皮部的循行分布及功效主治介绍如下。

手太阴肺经皮部

循行分布： 对称分布于胸前、上肢内侧上缘、拇指及食指掌面，即手太阴肺经及其络脉循行周围皮肤。

功效主治： 主治有关"肺"方面所发生的病症。肺主气，司呼吸。津沽小儿推拿手法施于手太阴肺经皮部以达到调整呼吸系统的功效。

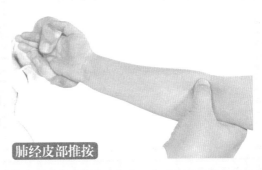

肺经皮部推按

手阳明大肠经皮部

循行分布： 对称分布于拇指及食指背面、上肢外侧上缘、肩、颈、面部，即手阳明大肠经及其络脉循行周围皮肤。

功效主治： 手阳明大肠经，主治有关"肠"方面所发生的病症。大肠有传导食物糟粕的作用。津沽小儿推拿手法施于手阳明大肠经皮部，主要用以治疗胃肠传导功能失常疾患。

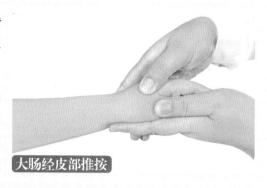
大肠经皮部推按

足阳明胃经皮部

循行分布： 对称分布于头面部、胸部、腹部、下肢的前外侧面及足背面，即足阳明胃经及其络脉循行周围皮肤。

功效主治： 足阳明胃经，主治有关"胃"方面所发生的病症。胃为水谷食物所蓄部位，受纳和腐熟水谷食物，维持体内运化正常。津沽小儿推拿手法施于足阳明胃经皮部以达到降气和胃、消食导滞、促进食欲的功效。

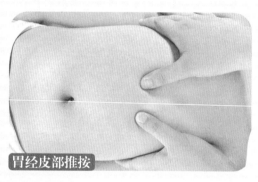
胃经皮部推按

足太阴脾经皮部

循行分布： 对称分布于足大趾背面、下肢的内侧面、腹部及胸部，即足太阴脾经及其络脉循行周围皮肤。

功效主治： 足太阴脾经，主治有关"脾"方面所发生的病症。脾主运化，为后天之本，对于维持小儿消化功能和气血运化起着重要作用。津沽小儿推拿手法施

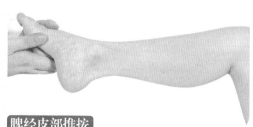
脾经皮部推按

于足太阴脾经皮部能够帮助调动周身气血，使气血通达四肢，运转平和，无论虚实各证均可用之。

手少阴心经皮部

　　循行分布： 对称分布于腋下、上肢内侧后缘，即手少阴心经及其络脉循行周围皮肤。

　　功效主治： 手少阴心经，主治有关"心"方面所发生的病症。心具有主宰神志的作用。津沽小儿推拿手法施于手少阴心经皮部以达到安心神、清心火的功效。

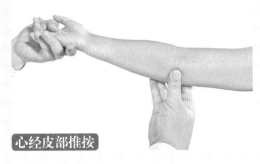

心经皮部推按

手太阳小肠经皮部

　　循行分布： 对称分布于上肢外侧后缘、肩后及肩胛部、颈部、面部，即手太阳小肠经及其络脉循行周围皮肤。

　　功效主治： 手太阳小肠经，主治有关"液"方面所发生的病症。小肠具有"泌别清浊"的作用，即小肠将经过胃消化的食糜，分为清（营养物质和水分）和浊（残渣）两部分，吸"清"，把"浊"下送大肠。小肠工作异常可致大小便异常，津沽小儿推拿手法施于手太阳小肠经皮部可以达到清利小便的功效。

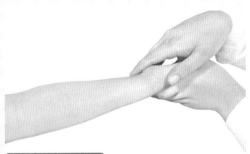

小肠经皮部推按

足太阳膀胱经皮部

　　循行分布： 对称分布于下肢后侧、腰背部、颈部后侧、头部，即足太阳膀胱经及其络脉循行周围皮肤。

　　功效主治： 足太阳膀胱经，主治有关"脏腑"方面所发生的病症。五脏六腑均有背腧穴位于背部膀胱经，可以用来调整脏腑疾患。津沽小儿推拿手法施术于足太阳膀胱经皮部以达到调整脏腑功能的作用。

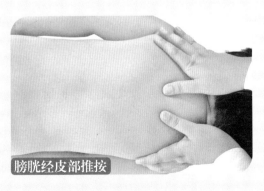

膀胱经皮部推按

足少阴肾经皮部

循行分布：对称分布于足大趾内侧、下肢内侧、胸腹部，即足少阴肾经及其络脉循行周围皮肤。

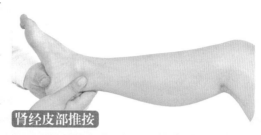

肾经皮部推按

功效主治：足少阴肾经，主治有关"生长"方面所发生的病症。肾为先天之本，人体精气所在。津沽小儿推拿认为调节足少阴肾经经气的运行可对精气输布功能产生影响，从而治疗小儿疾患。足少阴肾经与冲脉之间的联系十分紧密，冲脉在腹部体表走行交会于足少阴肾经穴位，循肾经皮部推按可调畅气血，使肾气输布于周身，维持水液代谢平衡，促进生长发育，常用于治疗遗尿、发育迟缓等肾系疾病。

手厥阴心包经皮部

循行分布：对称分布于上肢内侧、胸部，即手厥阴心包经及其络脉循行周围皮肤。

功效主治：手厥阴心包经，主治有关"心"方面所发生的病症。心包有保护心脏的作用，若有外邪，心包当先受病。津沽小儿推拿认为调节手厥阴心包经可清心

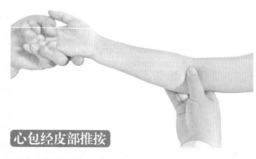

心包经皮部推按

火、除烦热，从而治疗小儿热病，尤其是高热所致的神昏、癫狂等疾患。

手少阳三焦经皮部

循行分布：对称分布于上肢外侧、侧头部，即手少阳三焦经及其络脉循行周围皮肤。

功效主治：手少阳三焦经，主治有关"气""液"方面所发生的病症。三焦"主持诸气"，是人体诸气上下运行的道路；三焦又能"运行水液"，是全身水液上下

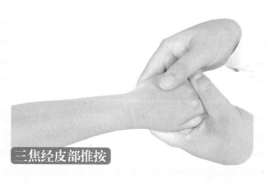

三焦经皮部推按

输布的通道。津沽小儿推拿认为调节手少阳三焦经可调节气的运行和水液代谢，从而治疗小儿腹胀、水肿等病症。

足少阳胆经皮部

循行分布：对称分布于下肢外侧、胸腹、侧头部，即足少阳胆经及其络脉循行周围皮肤。

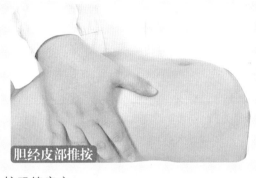

胆经皮部推按

功效主治：足少阳胆经，主治有关"肝胆"方面所发生的病症。胆可调理气机。津沽小儿推拿认为循着足少阴胆经皮部施以推法可以促进气的正常运行，达到调和气血、利胆镇惊的功效，常用于治疗腹痛、惊恐等病症。

足厥阴肝经皮部

循行分布：对称分布于足大趾背面、下肢内侧及胸腹部，即足厥阴肝经及其络脉循行周围皮肤。

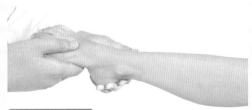

肝经皮部推按

功效主治：足厥阴肝经，主治有关"情志""疏泄"方面所发生的病症。肝统管气机升降，有调畅情志、促进血液和津液运行输布的作用。津沽小儿推拿施手法于足厥阴肝经皮部，使肝气疏通畅达，以疏肝解郁、行气活血，常用于治疗肝气不舒所导致的病症，如因情志不爽所致腹痛、厌食等。

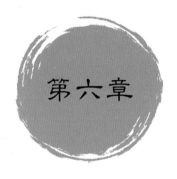

第六章

小儿常见病辨证推治

在临证中面对复杂的小儿症状时，首先要辨别阴阳表里寒热虚实，厘清病因病机，再确定治则治法，最后根据具体证型的不同确立不同证型的具体处方。津沽小儿推拿的处方选穴不多，但效专力宏，同时结合皮部推按和小儿腹部推拿，调整经脉、脏腑，提高治疗效果。最后在施术过程中，要求小儿推拿医生的手法必须遵循柔和、轻快、平稳、着实的基本原则。手法操作要分清主次，区分君臣佐使。君穴起主要作用，应久推；臣穴辅助君穴，或针对兼证，操作时间稍少于君穴；佐穴又少于臣穴；使穴更次之。

01

感冒

感冒是机体感受风邪，邪犯卫表而引起的一种常见外感疾病，以发热、鼻塞、流涕、喷嚏、咳嗽、头身疼痛等为主要临床表现。一年四季均可发病，以冬春季节及气候骤变时多见。本病若及时治疗，一般预后良好。若表邪不解，由表及里，可发展为咳嗽、肺炎；或邪毒内传，易发生心肌炎等变证。

病因病机

小儿感冒发生的病因，以感受风寒、风热、暑湿为多见。小儿正气不足，恰遇气候骤变、冷热失常、起居当风受凉、调护失宜等诱因，风寒、风热或暑湿之邪乘虚而入，侵袭肌表，客于肺卫，肺卫失宣而发感冒。

风寒感冒：风寒之邪由皮毛而入，束于肌表，卫阳被郁，腠理闭塞，肺气不宣而致风寒感冒。

风热感冒：风热之邪由口鼻而入，上攻咽喉，侵犯肺卫，卫表不和，肺失清肃而致风热感冒。

暑湿感冒：夏季暑湿当令，暑湿之邪黏腻重浊，遏表伤中，肺气不清而致暑湿感冒。

辨证推治

风寒感冒 | 辛温解表。

【症状】怕冷，发热，无汗，鼻塞，流清涕，打喷嚏，咽痒，头身酸痛，咳嗽，咳痰清稀，舌淡红，苔薄白，指纹浮红。

【处方】掐揉二扇门（掐 3～5 次、揉 300 次），黄蜂入洞、开天门、推坎宫各 50 次，泻肺金 200 次，推揉肺俞 100 次，拿肩井 3～5 次。

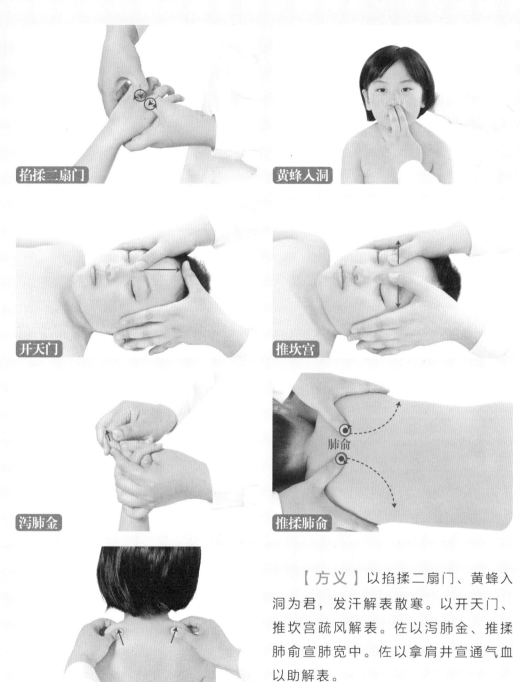

掐揉二扇门

黄蜂入洞

开天门

推坎宫

泻肺金

肺俞

推揉肺俞

拿肩井

【方义】以掐揉二扇门、黄蜂入洞为君，发汗解表散寒。以开天门、推坎宫疏风解表。佐以泻肺金、推揉肺俞宣肺宽中。佐以拿肩井宣通气血以助解表。

【加减】头痛明显者，加揉太阳50 次、拿风池 100 次。咳嗽频繁者，加顺运内八卦 200 次。

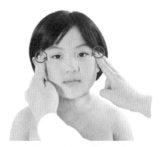
揉太阳

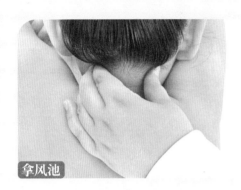
拿风池

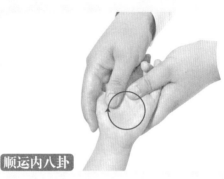
顺运内八卦

风热感冒 | 辛凉解表。

【症状】发热重，怕风，有汗或少汗，鼻塞，流浊涕，咽红肿疼痛，咳嗽，痰稠色白或黄，舌质红，苔薄黄，指纹浮紫。

【处方】清天河水、退下六腑各 300 次，泻肺金 200 次，揉太阳 50 次，揉风池 100 次，捏挤大椎至皮肤出痧，推脊 100 次。

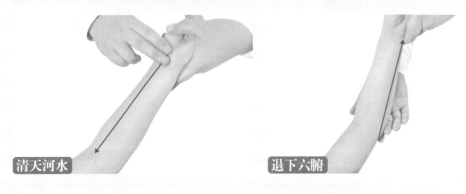
清天河水   退下六腑

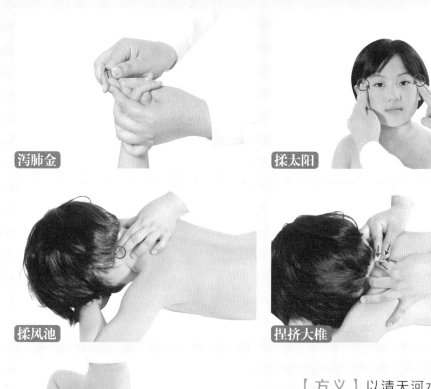

泻肺金

揉太阳

揉风池

捏挤大椎

推　脊

【方义】以清天河水、退下六腑为君，发散风热。配以泻肺金、揉太阳、揉风池、捏挤大椎，疏散风热、清肺利咽、清利头目。佐以推脊清热除烦。

【加减】便秘者，加泻大肠200次。咳嗽痰黄者，加揉掌小横纹200次。

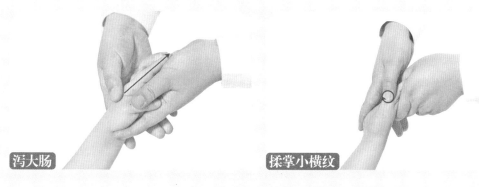

泻大肠

揉掌小横纹

暑湿感冒 | 清暑解表。

【症状】发热，无汗或汗出热不解，头痛，头晕，身重困倦，胸闷泛恶，口渴心烦，食欲不振，或有呕吐、泄泻，小便短黄，舌质红，苔黄腻，指纹紫滞。

【处方】揉膊阳池、泻大肠、泻小肠各300次，清天河水、泻肺金各200次，揉太阳、揉风池各100次，层按（泻法）中脘1分钟，拿肚角3～5次。

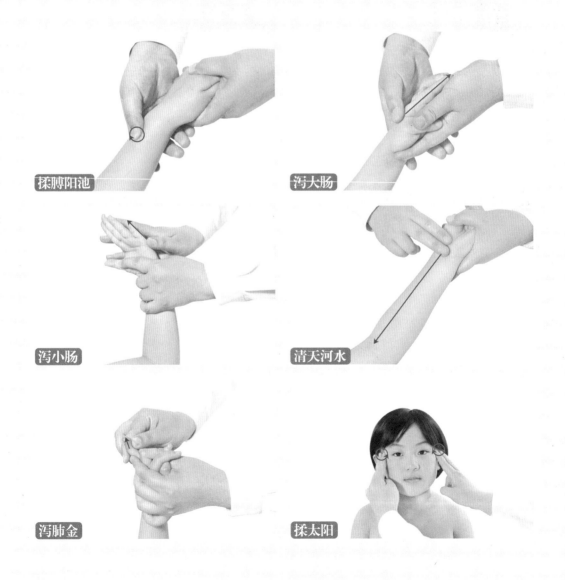

揉膊阳池　　泻大肠

泻小肠　　清天河水

泻肺金　　揉太阳

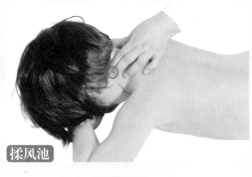

揉风池

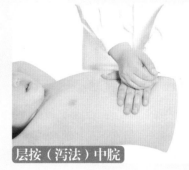

层按（泻法）中脘

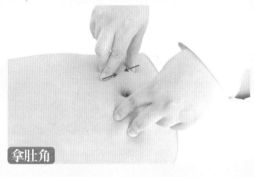

拿肚角

【方义】以揉膊阳池、泻大肠为君。揉膊阳池可解肌祛邪，泻大肠可清利中下焦、通利大便。配合泻小肠使湿邪从小便排出。以清天河水清热解表除烦，配合泻肺金可加强清热解暑作用。再以揉风池、揉太阳清利头目。佐以拿肚角理气消滞。佐以层按（泻法）中脘化中焦湿浊。

【加减】呕吐者，加横纹推向板门200次。身重困倦者，加清脾土100次。

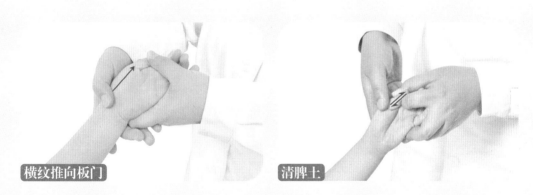

横纹推向板门　　　　　　　　清脾土

【预防调护】小儿感冒期间要注意饮食，宜清淡、易消化，忌食辛辣、肥甘厚味及冷饮。发热无汗时要注意避免过捂，汗出时切忌当风。

02

哮喘

哮喘是一种反复发作的哮鸣气喘性肺系疾病。以反复发作性喘促气急，喉间哮鸣，呼气延长，严重者张口抬肩，难以平卧为特征。常在清晨或夜间发作或加重，以秋春季气候多变时易于发病。本病有明显的遗传倾向，初发年龄以1～6岁儿童多见。大多数患儿经过规范治疗可缓解，若失于防治，可致病情反复发作，迁延不愈，延及成年，甚至遗患终身。

病因病机

哮喘的发病，内因责之于肺、脾、肾三脏功能不足，痰饮内伏于肺窍，成为哮喘之夙根；外因责之于感受外邪，接触异物、饮食不慎、情志失调及劳倦过度等。

发作期：外感风寒或风热犯肺，肺卫失宣，肺气上逆，引动伏痰，痰气、痰热交阻于气道而引发哮喘。或吸入花粉、尘螨、动物毛屑等异物，或过食生冷酸咸肥甘食物损伤肺脾，或游玩过度，或暴受惊恐、所欲不遂、气郁不舒等导致肺气不利，升降失常，气逆于上，引动伏痰，发为哮喘。

缓解期：小儿多有湿疹等过敏性疾病史，平素肺脾肾不足，反复发作，导致肺之气阴耗伤、脾之气阳受损、肾之阴阳亏虚而表现为肺脾气虚、脾肾阳虚、肺肾阴虚等证候。

辨证推治

1. 哮喘急性期

寒哮 | 温肺化痰定喘。

【症状】咳嗽气喘，喉间痰鸣，呼吸急促，咳痰色白多沫，怕冷，鼻塞流清涕，恶寒无汗，舌淡苔薄白，指纹淡红。

【处方】泻肺金、推上三关各300次，揉外劳宫、顺运内八卦、推揉膻中、推揉肺俞各 200 次，揉五指节 30 次，捏脊 6 次。

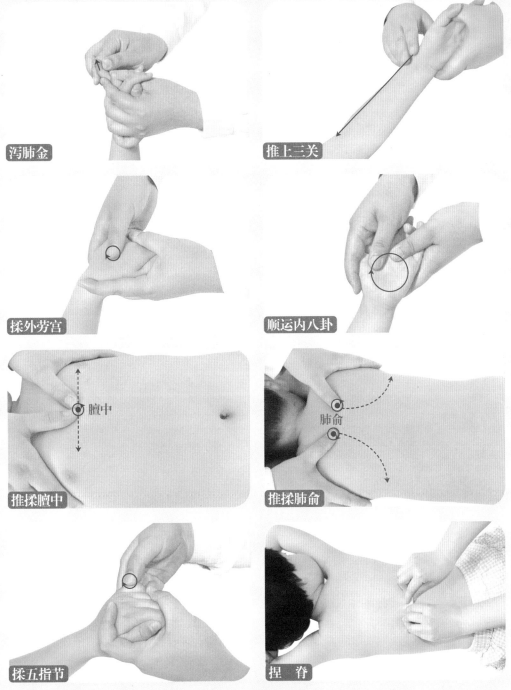

泻肺金　　　　　　　　　　推上三关

揉外劳宫　　　　　　　　　顺运内八卦

推揉膻中　　　　　　　　　推揉肺俞

揉五指节　　　　　　　　　捏　脊

　　【方义】以泻肺金、推上三关和揉外劳宫为君，止咳平喘、温化寒痰。
配以顺运内八卦、揉五指节、推揉肺俞、推揉膻中，宽胸理气、止咳平喘。佐
以捏脊和营调气血。

【加减】鼻塞流清涕重者，加黄蜂入洞 100 次。恶寒无汗重者，加掐揉二扇门（掐 6 次，揉 200 次）。

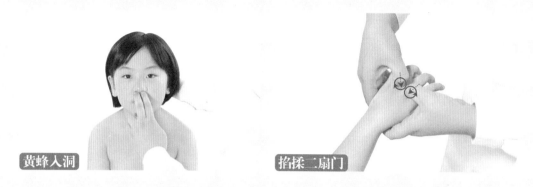

黄蜂入洞

掐揉二扇门

热哮 | 清肺化痰，降气平喘。

【症状】咳嗽气喘，喉间痰鸣，痰稠色黄难以咯出，口渴喜冷饮，尿黄，便秘，舌质红，苔黄腻，指纹紫滞。

【处方】泻肺金、清天河水各 300 次，顺运内八卦、揉五指节、揉掌小横纹、推揉膻中、推揉肺俞各 200 次。

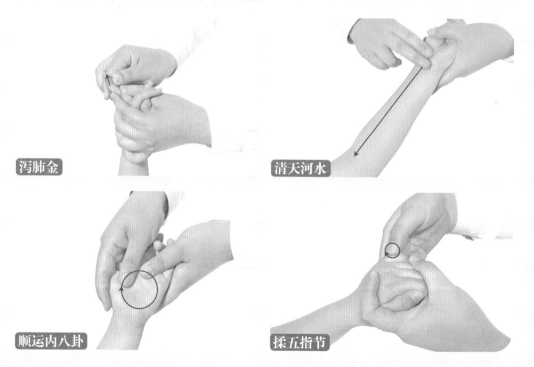

泻肺金

清天河水

顺运内八卦

揉五指节

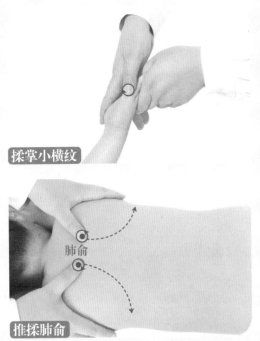

揉掌小横纹

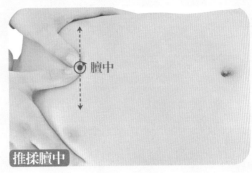

推揉膻中

推揉肺俞

【方义】 以泻肺金、清天河水为君，可宣肺清热。配合顺运内八卦、揉五指节、推揉肺俞、推揉膻中，宽胸理气、止咳平喘。佐以揉掌小横纹化痰止咳、开胸散结、降气平喘。

【加减】 便秘者，加泻大肠 200 次，退下六腑 200 次。咽红肿痛重者，加捏挤大椎至皮肤出痧。

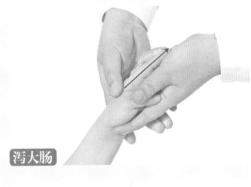

泻大肠

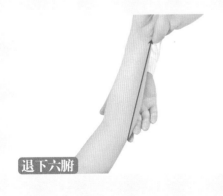

退下六腑

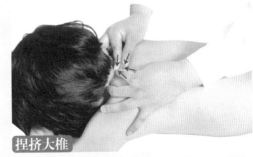

捏挤大椎

2. 哮喘缓解期

肺脾气虚 | 健脾益气，补肺固表。

【症状】咳喘无力，反复感冒，气短自汗，容易疲劳，食欲不振，面色少华或萎黄，大便稀溏，舌质淡胖，苔薄白，指纹淡。

【处方】补脾土、揉足三里各300次，捏脊6次，补肺金、顺运内八卦各200次，揉五指节50次。

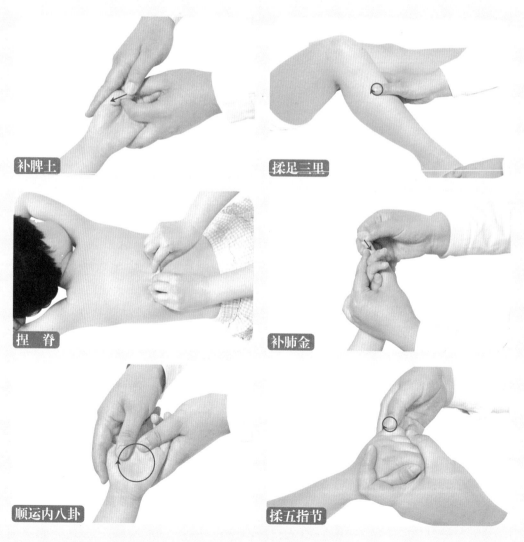

补脾土　　　　　揉足三里

捏　脊　　　　　补肺金

顺运内八卦　　　揉五指节

【方义】以补脾土、揉足三里、捏脊为君，健脾助运化，使无形之气速生，同时化肺内"伏痰"，解除宿根。辅以补肺金、顺运内八卦补肺益气，调理肺气宣降。佐以揉五指节行气化痰。

【加减】汗多者，加揉肾顶 100次。便溏者，加揉外劳宫 200 次。食欲不振者，加揉板门 200 次。

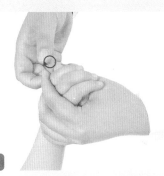

揉肾顶

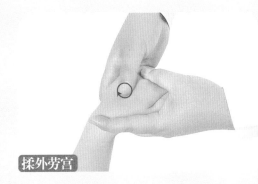

揉外劳宫

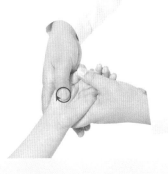

揉板门

脾肾阳虚　｜健脾温肾，固摄纳气。

【症状】咳声无力，咳嗽痰多，气短乏力，动则加重，怕冷手脚凉，大便溏泄，夜尿多，发育迟缓，舌质胖嫩，苔薄白，指纹淡。

【处方】推上三关 300 次，捏脊 6 次，层按（补法）关元 1 分钟，补肾水、补脾土、补肺金、顺运内八卦各 200 次，揉五指节 50 次。

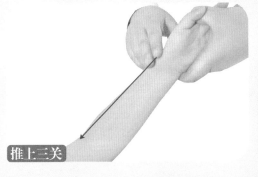

推上三关

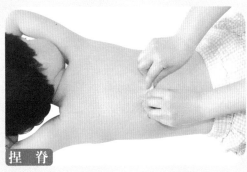

捏脊

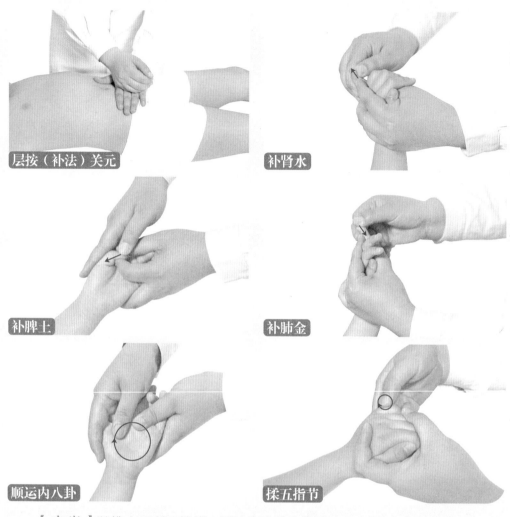

层按（补法）关元

补肾水

补脾土

补肺金

顺运内八卦

揉五指节

【方义】以推上三关、捏脊、层按（补法）关元为君，温阳散寒，纳气培元。配合补肾水、补脾土益肾健脾。佐以补肺金、顺运内八卦、揉五指节补肺气、止咳喘。

【加减】夜尿多者，加揉外劳宫 200 次。怕冷手脚凉者，加摩丹田 100 次。

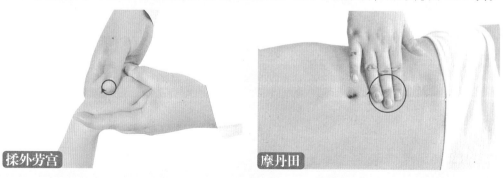

揉外劳宫

摩丹田

肺肾阴虚 ｜ 补肾敛肺，养阴纳气。

【症状】喘促乏力，咳嗽时作，干咳或咳痰不爽，潮热盗汗，手足心热，大便干，舌红少津，花剥少苔，指纹淡。

【处方】揉二人上马300次，推揉肺俞、补肾水、补脾土、补肺金、顺运内八卦各200次，揉五指节30次。

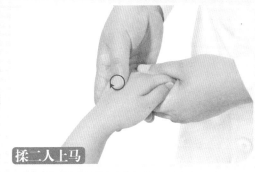

揉二人上马

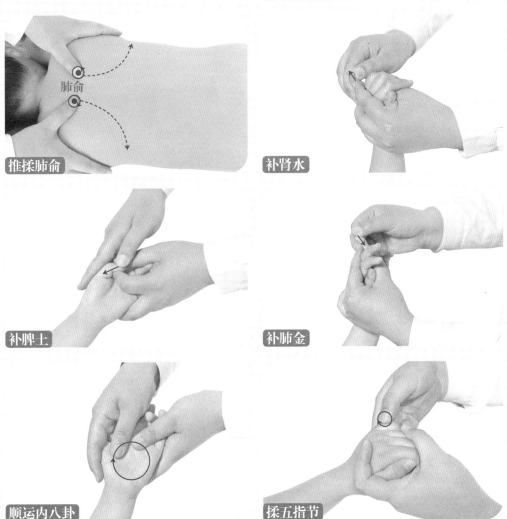

肺俞

推揉肺俞

补肾水

补脾土

补肺金

顺运内八卦

揉五指节

【方义】以揉二人上马、推揉肺俞为君，滋补肺肾之阴。配合补肾水与补脾土益肾健脾。佐以补肺金、顺运内八卦、揉五指节，有助于敛肺止咳、化痰平喘。

【加减】盗汗甚者，加揉肾顶200次。大便干者，加清天河水、泻大肠各200次。

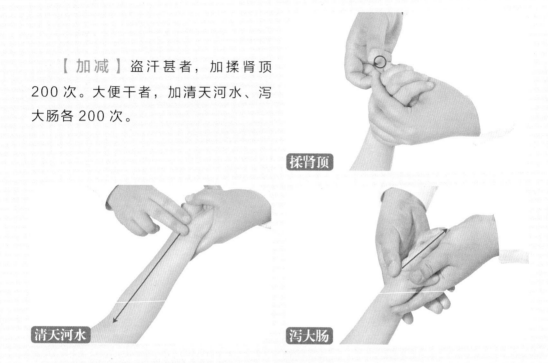

揉肾顶

清天河水

泻大肠

【预防调护】哮喘儿童要注意回避各种诱发因素，遇气候骤变要注意防寒保暖，避免过劳、情绪过激。适当进行体育锻炼，增强体质，但不宜剧烈活动。饮食应清淡而富有营养，忌生冷油腻的食物。家长密切观察患儿状态，及时发现病情变化，给予相应处理。

03

咳嗽

咳嗽是指因外感或内伤等因素导致肺失宣降，肺气上逆作声，以咳嗽或咯吐痰液为主要特征的肺系疾病。本病一年四季均可发生，尤以冬春季多见。小儿年龄越小，患病率越高。大多预后良好，部分可致反复发作，日久不愈，或病情加重，可发展为肺炎。

病因病机

咳嗽分外感与内伤，常见病因有外邪犯肺、痰浊内生、脏腑亏虚等。

外邪犯肺：小儿肺脏娇嫩，卫外不固，大多冷暖不能自调，最易为外邪所侵。风寒或风热之邪从皮毛或口鼻而入，肺卫受邪，肺失宣肃，肺气上逆而发为咳嗽。

痰浊内生：小儿脾常不足，易为乳食所伤，脾失健运，酿生痰浊，上贮于肺，发为咳嗽。

脏腑亏虚：小儿平素体虚，或外感咳嗽日久不愈，耗伤正气，气损及阴，发为气虚咳嗽、阴虚燥咳。

辨证推治

1. 外感咳嗽

风寒咳嗽 | 疏风散寒，宣肺止咳。

【症状】冬春季多发，咳嗽频作，咳痰稀白，鼻塞，流清涕，咽痒声重，或伴恶寒发热，无汗，头身疼痛，舌淡红，苔薄白，指纹浮红。

【处方】泻肺金300次，揉外劳宫200次，推坎宫、揉太阳、揉风池各100次，顺运内八卦、推揉膻中、推揉肺俞各200次。

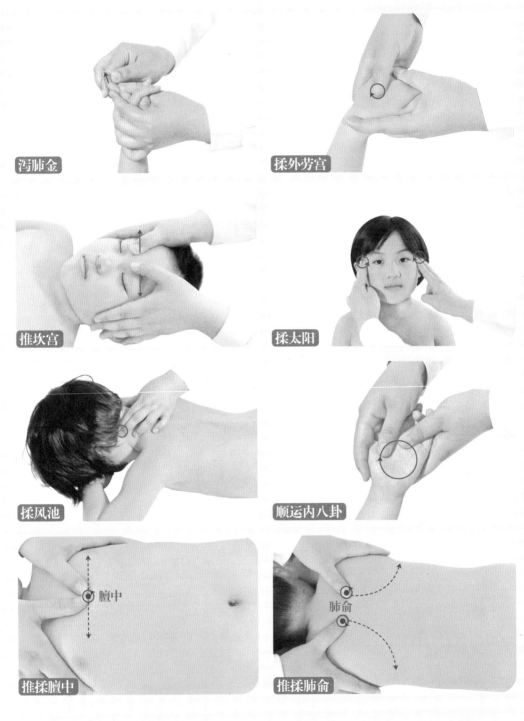

泻肺金

揉外劳宫

推坎宫

揉太阳

揉风池

顺运内八卦

推揉膻中　膻中

推揉肺俞　肺俞

【方义】以泻肺金、揉外劳宫为君，疏风散寒、宣肺止咳。配合推坎宫、揉太阳、揉风池加强疏风解表的作用。配合顺运内八卦、推揉肺俞宣肺化痰止咳。配合推揉膻中宽胸理气。

【加减】恶寒重者，加推上三关 300 次。高热者，加掐揉二扇门（掐 6 次、揉 200 次）。

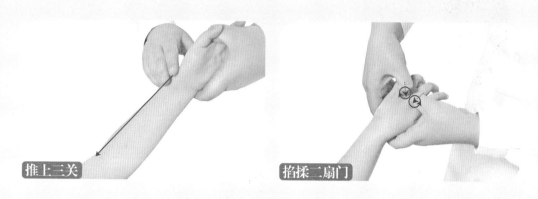

推上三关　　掐揉二扇门

风热咳嗽 ｜ 疏风解热，宣肺止咳。

【症状】咳嗽有痰，不易咳出，黏稠色黄，咽痛，鼻流黄涕，伴发热恶风，口渴，微汗出，舌红苔薄黄，指纹浮紫。

【处方】泻肺金 300 次，清天河水 200 次，推坎宫、揉太阳、揉风池各 100 次，顺运内八卦 200 次，推揉膻中、推揉肺俞各 100 次。

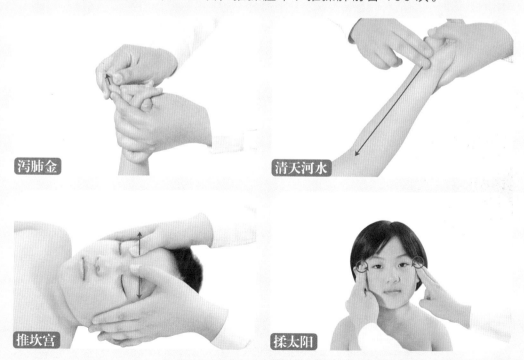

泻肺金　　清天河水

推坎宫　　揉太阳

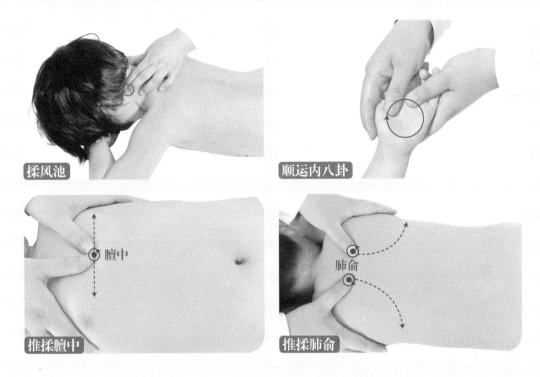

揉风池　　　　　顺运内八卦

推揉膻中　　　　推揉肺俞

【方义】以泻肺金、清天河水、推坎宫、揉太阳、揉风池为君，以泻肺金宣肺止咳，以清天河水清热生津解表，与推坎宫、揉太阳、揉风池合用以疏风解表。配合顺运内八卦、推揉肺俞宣肺化痰止咳。佐以推揉膻中宽胸理气。

【加减】咽痛者，加挤大椎，以皮肤出痧为度。发热重者，加打马过天河20次。

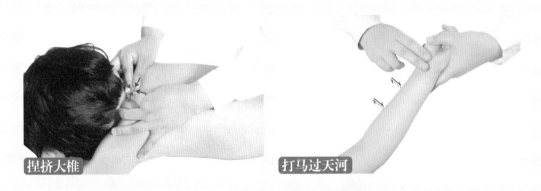

捏挤大椎　　　　打马过天河

2. 内伤咳嗽

气虚咳嗽 | 健脾补肺，益气化痰。

【症状】咳嗽日久，咳声无力，痰白清稀，气短懒言，倦怠乏力，怕冷，手脚凉，自汗，舌质淡嫩，指纹色淡而细。

【处方】补肺金300次，补脾土、顺运内八卦各200次，揉丹田100次，推揉膻中、推揉肺俞各200次，肺经皮部推按5次。

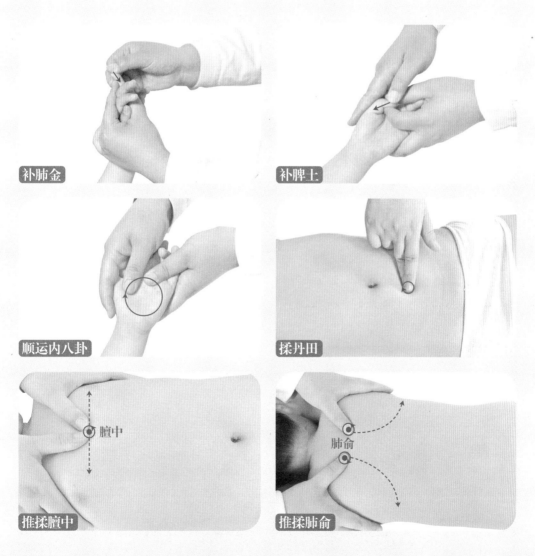

补肺金

补脾土

顺运内八卦

揉丹田

膻中

推揉膻中

肺俞

推揉肺俞

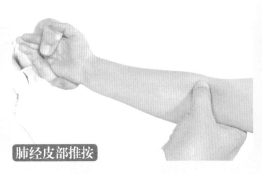

肺经皮部推按

【方义】以补肺金为君，补肺气、调畅气机。配合补脾土培土生金，补益脾肺之气，健脾以燥湿化痰。配以揉丹田可调和腹部气血，使小儿气血充盛、正气得复。佐以顺运内八卦、推揉膻中、推揉肺俞、肺经皮部推按，宣肺化痰止咳。

【方义】自汗者，加揉肾顶 100次。

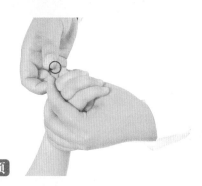

揉肾顶

阴虚咳嗽 | 养阴润肺，兼清余热。

【症状】咳嗽日久，干咳无痰或少痰，痰黏难咳，口咽干燥，声音嘶哑，手足心热或潮热盗汗，舌红少苔或花剥，指纹紫。

【处方】补肺金 300 次，补肾水 200 次，揉二人上马 100 次，推揉肺俞 200 次，清天河水 100 次，推揉膻中、顺运内八卦、补脾土各 200 次。

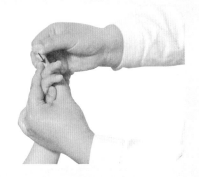

补肺金

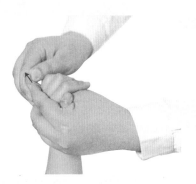

补肾水

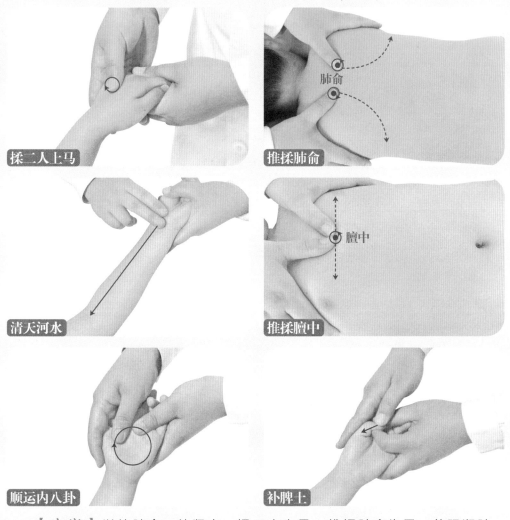

【方义】以补肺金、补肾水、揉二人上马、推揉肺俞为君，养阴润肺。以清天河水、揉二人上马清热润燥。佐以推揉膻中、顺运内八卦宣肃肺气。佐以补脾土益气培中，调和气血。

【加减】痰吐不利者，加揉丰隆、揉天突各100次。

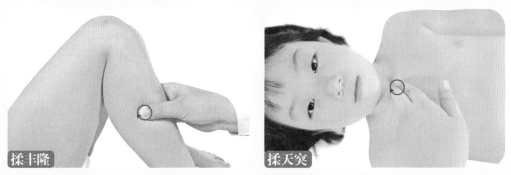

痰湿咳嗽 | 燥湿化痰止咳。

【症状】咳嗽痰多，色白清稀，咳声重浊，困倦乏力，胸闷，不思饮食，舌淡胖，苔白腻，指纹滞。

【处方】泻肺金300次，顺运内八卦200次，揉五指节50次，推揉膻中、推揉肺俞、补脾土各200次。

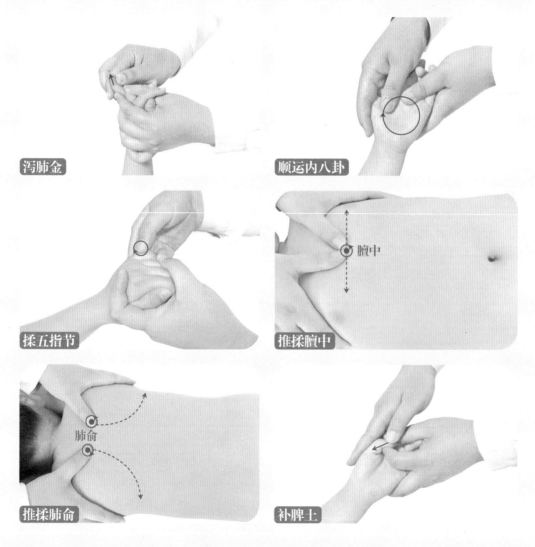

泻肺金

顺运内八卦

揉五指节

推揉膻中
膻中

推揉肺俞
肺俞

补脾土

【方义】以泻肺金、顺运内八卦、揉五指节、推揉膻中、推揉肺俞为君，宣肺化痰止咳。配合补脾土健脾化湿、燥湿化痰。

【加减】纳呆者，加揉板门100次。

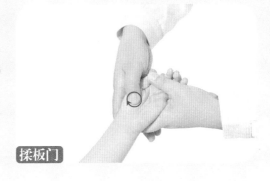

揉板门

痰热咳嗽 | 清肺化痰止咳。

【症状】发热后咳嗽，咳声深沉，咳嗽痰多，痰黄质稠，或伴发热口渴，烦躁不安，面红，大便干燥，小便黄少，舌红苔黄腻，指纹青紫。

【处方】泻肺金300次，揉乳根乳旁、揉掌小横纹、顺运内八卦、推揉膻中、推揉肺俞、清天河水、泻大肠各100次。

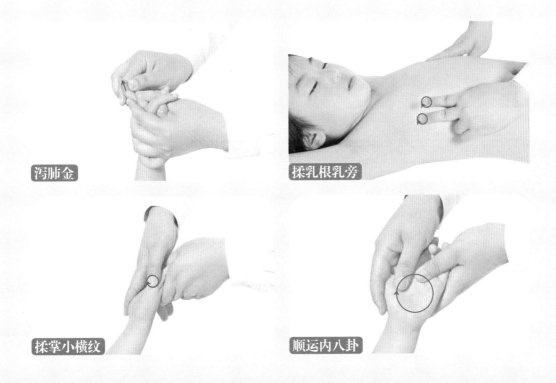

泻肺金

揉乳根乳旁

揉掌小横纹

顺运内八卦

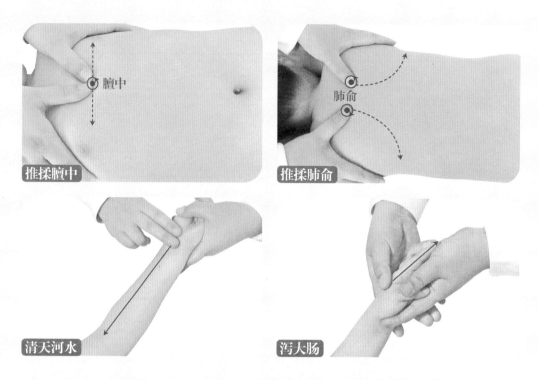

【方义】以泻肺金、揉乳根乳旁、揉掌小横纹、顺运内八卦为君，宽胸理气、止咳化痰。配合推揉膻中、推揉肺俞通肺气、止咳喘、化痰湿。佐以清天河水、泻大肠引热下行，清泻肺热。

【加减】便秘者，加退下六腑300次。烦躁不安者，加清心火100次。

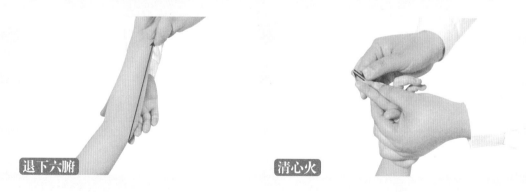

【预防调护】经常更换体位及轻拍背部，有助于排出痰液。咳嗽时要注意防止食物呛入气管引起窒息。饮食宜清淡、易消化、富有营养，忌食辛辣刺激、过甜过咸食物。注意休息，愈后可通过适当体育锻炼增强小儿抗病能力。

04

发热

发热是指小儿体温异常升高。小儿的正常体温受性别、年龄、饮食、气温等因素影响可在一定范围暂时的轻微的波动，但无临床意义。通常采用腋温 ≥ 37.5℃定义为发热。多种疾病因素均可导致小儿发热，尤其是婴幼儿更易见。一般来说，经过正确规范治疗，可及时治愈。若感邪太盛，或治疗不力，未能控制病情的发展，可出现惊厥闭脱之变证，预后不良。

病因病机

小儿发热多为外邪侵袭，正邪相搏而致外感发热；或是脏腑功能失调，气血阴阳失衡而致内伤发热。

外感发热：小儿脏腑娇嫩、抵御外邪能力不足，加上小儿冷暖不知自调，家长若调护失宜，小儿容易被风寒、风热之邪侵袭肺卫，导致卫外之阳被郁而致发热。其属于"感冒"的一个症状，可参考"感冒"治疗。

内伤发热：

（1）食积发热。小儿脾常不足，运化功能尚不健全，而小儿正处于迅速生长发育过程中，水谷精微需求相对较大，加之饮食不知自节，若喂养不当，过食肥甘厚味或生冷难化之物，而致宿食停聚，积而不化，郁而化热，而致发热。

（2）阴虚发热。小儿平素体质薄弱，先天不足或是大汗、大吐、大下之后，或久病、热病伤阴等导致阴液耗伤，阴液不足，水不制火而致发热。此种发热以低热为主。

（3）气虚发热。若小儿劳倦过度，或饮食失调，或久病失于调理而导致中气不足，阴火内生则会引起发热。

辨证推治

食积发热 | 消食导滞。

【症状】发热，口气酸腐，脘腹胀满，烦躁不安，不思饮食，大便秘结，或恶心呕吐，舌红苔燥，苔黄腻，指纹深紫。

【处方】泻大肠、退下六腑各300次，拿肚角5次，揉板门200次，层按（泻法）中脘1分钟。

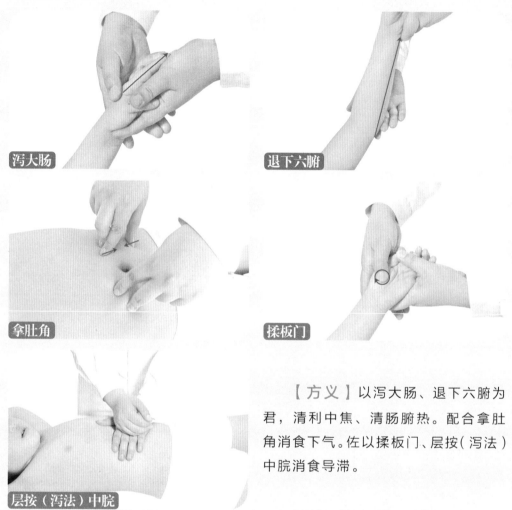

泻大肠

退下六腑

拿肚角

揉板门

层按（泻法）中脘

【方义】以泻大肠、退下六腑为君，清利中焦、清肠腑热。配合拿肚角消食下气。佐以揉板门、层按（泻法）中脘消食导滞。

【加减】便秘者，加揉膊阳池100次。烦躁不安者，加泻肝木100次。

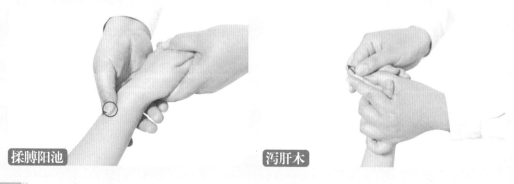

揉膊阳池

泻肝木

阴虚发热 | 养阴透热。

【症状】长期低热不退，夜间为甚，或午后潮热，手足心热，形体消瘦，盗汗，烦躁夜啼，口干舌燥，舌红少津，花剥苔，指纹深紫。

【处方】清天河水、揉涌泉各300次，补肾水、揉二人上马、揉内劳宫各200次。

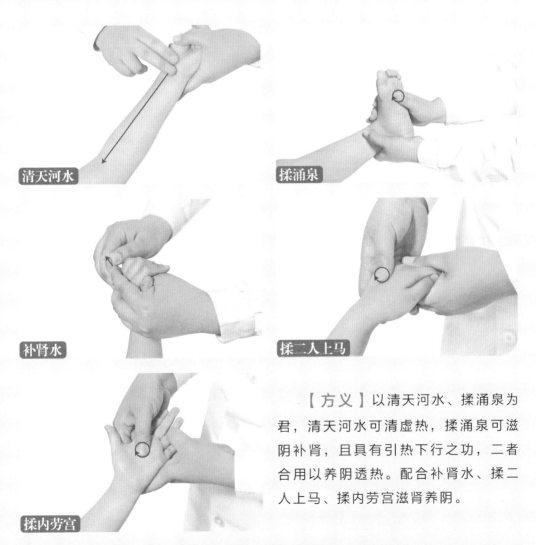

清天河水

揉涌泉

补肾水

揉二人上马

揉内劳宫

【方义】以清天河水、揉涌泉为君，清天河水可清虚热，揉涌泉可滋阴补肾，且具有引热下行之功，二者合用以养阴透热。配合补肾水、揉二人上马、揉内劳宫滋肾养阴。

【加减】烦躁不眠者，加清肝木、捣小天心各100次。

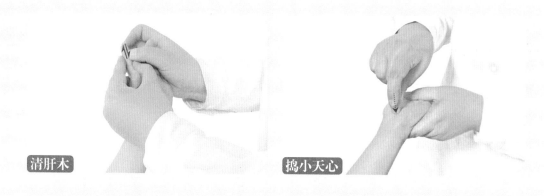

清肝木　　　　　　　　　　　捣小天心

气虚发热 ｜益气除热。

【症状】低热，上午为甚，劳累活动后加重，恶风自汗，神怯气短，语声低微，懒言乏力，反复感冒，食欲不振，形体消瘦，面色萎黄或苍白，舌淡苔薄白，指纹淡。

【处方】补脾土 300 次，揉外劳宫、揉足三里各 100 次，层按（补法）中脘 1 分钟，揉百会 100 次，清天河水 200 次。

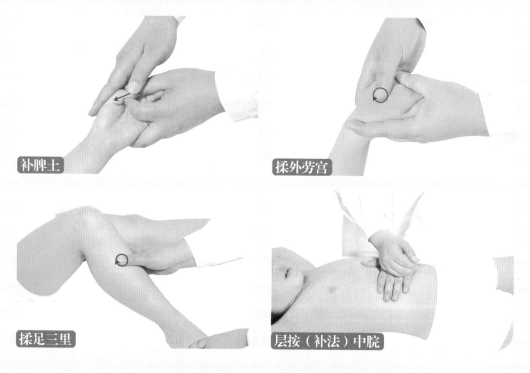

补脾土　　　　　　　　　　　揉外劳宫

揉足三里　　　　　　　　　　层按（补法）中脘

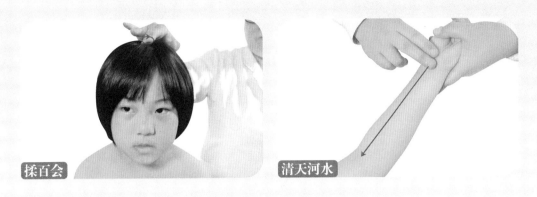

揉百会　　　　　　　　　　　　清天河水

【方义】以补脾土、揉外劳宫、揉足三里、层按（补法）中脘为君，脾胃为后天之本，气血生化之源，以补脾土、揉足三里、层按（补法）中脘健脾益气，以揉外劳宫温阳退热。配合揉百会升举阳气。佐以清天河水清内热。

【加减】食欲不振者，加揉板门100次。

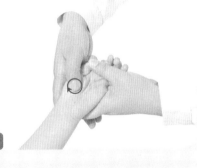

揉板门

【预防调护】患儿发热期间，饮食宜清淡，忌食肥甘厚味及生冷之品，嘱多饮水。小儿发热发病急，变化快，如经推拿治疗，高热并未缓解，应及时送医院治疗，注意防止高热惊厥的发生。

05

呕吐

呕吐是因胃失和降，气逆于上，以致乳食由胃中上逆经口而出的一种常见病症。婴儿从口角流出奶汁称为"溢乳"，不属本范畴。本病发生无年龄和季节的限制，但婴幼儿和夏秋季易于发生。

病因病机

本病因胃失和降，气逆于上而成。小儿呕吐病位主要在胃，和肝脾密切相关，其发生的原因以寒邪犯胃、乳食积滞、胃中积热、脾胃虚寒、夹惊多见。胃为六腑，以降为顺。小儿脾胃薄弱，胃体未全、胃用未壮，容易发生胃气上逆而致呕吐。

辨证推治

积滞呕吐 | 消乳化食，和胃降逆。

【症状】食滞积在脘腹，呕吐酸水或苦水，吐后觉得舒服，不想吃乳食，脘腹或胁肋胀痛。

【处方】逆运内八卦、掐四横纹、揉板门各 300 次，泻大肠 200 次，分腹阴阳 20 次，摩建里 100 次。

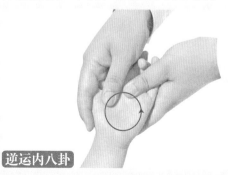

逆运内八卦

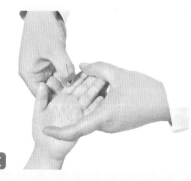

掐四横纹

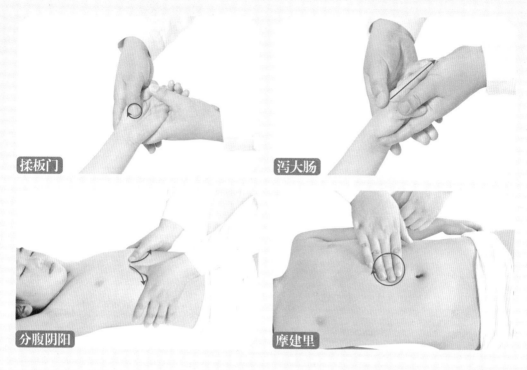

揉板门　　泻大肠　　分腹阴阳　　摩建里

【方义】以逆运内八卦、掐四横纹、揉板门、分腹阴阳为君，可健脾和胃、消食化滞。配合摩建里以健脾理气、和胃降逆止呕。配以泻大肠清利中焦湿热、消导胃肠积滞。

【加减】食滞化热者，加清天河水 100 次。腹胀者，加补脾土 200 次。

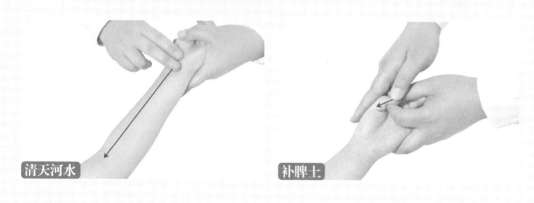

清天河水　　补脾土

胃热呕吐 ｜ 清热泻火，和胃降逆。

【症状】吐出物为刚进食的食物，吐物酸腐，色如胆汁，心烦口渴，大便臭秽或见秘结，小便短黄，唇红，舌苔黄。

【处方】退下六腑、揉板门各300次，逆运内八卦、揉二人上马各200次，层按（泻法）中脘、摩建里、推天柱骨各100次。

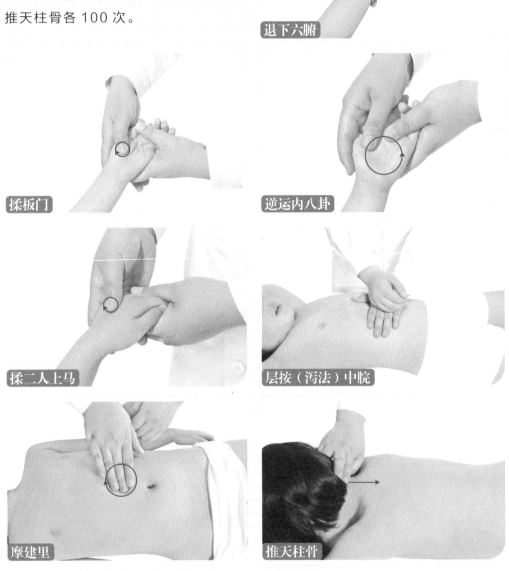

退下六腑

揉板门

逆运内八卦

揉二人上马

层按（泻法）中脘

摩建里

推天柱骨

【方义】以退下六腑、揉板门为君，清胃泻火。配合逆运内八卦、层按（泻法）中脘、摩建里以理气导滞。配合推天柱骨以降逆止呕。配合揉二人上马以养阴和胃。

【加减】烦躁少寐者，加泻肝木100次、揉五指节50次。便秘者，加泻大肠200次。

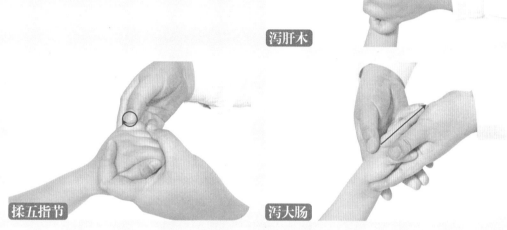

泻肝木

揉五指节

泻大肠

胃寒呕吐 | 疏风散寒，化湿和中。

【症状】有饮冷史，突然呕吐，呕吐物冷清，胃脘冷痛，腹部喜热，或伴喷嚏流涕。

【处方】补脾土、推上三关各300次，逆运内八卦、揉外劳宫各200次，层按（补法）关元、推按胃经皮部（腹部段）各5次，摩建里、推天柱骨各100次。

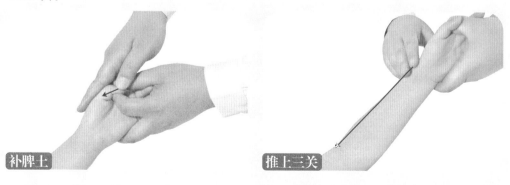

补脾土

推上三关

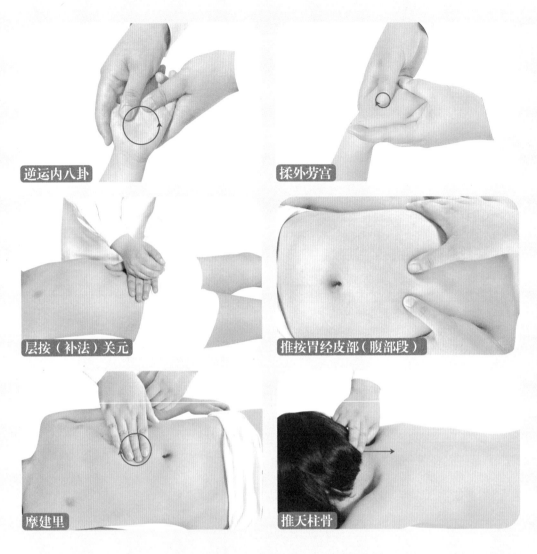

逆运内八卦

揉外劳宫

层按（补法）关元

推按胃经皮部（腹部段）

摩建里

推天柱骨

【方义】以推上三关、揉外劳宫、层按（补法）关元为君，可温补阳气以疏散寒邪，且手法具有收敛之力，不至温散太过。配合逆运内八卦、推按胃经皮部（腹部段）、摩建里、推天柱骨以行气降逆止呕。佐以补脾土调和气血。

【加减】发热者，加拿风池 100 次。腹痛者，加拿肚角 5 次。

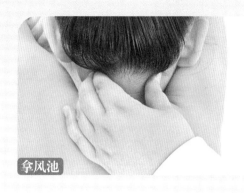

拿风池

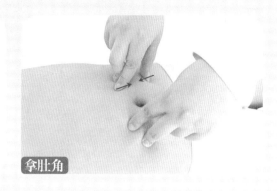

拿肚角

夹惊呕吐 | 镇惊止呕。

【症状】受惊后呕吐暴作，频吐
清涎，夜眠多惊，神态紧张，睡卧不安，
山根青，舌青紫，指纹紫。

【处方】补脾土 300 次，揉小天
心、掐揉五指节各 50 次，逆运内八卦
200 次，推按胃经皮部（腹部段）5 次，
摩建里 20 次，推天柱骨 100 次。

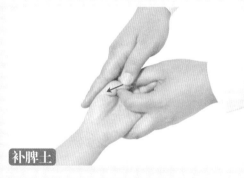

补脾土

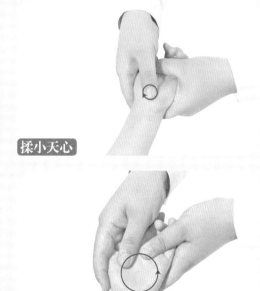

揉小天心

掐揉五指节

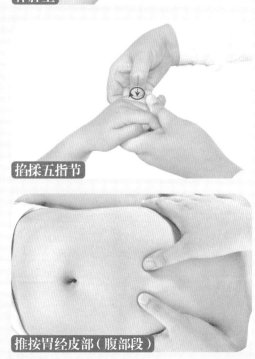

逆运内八卦

推按胃经皮部（腹部段）

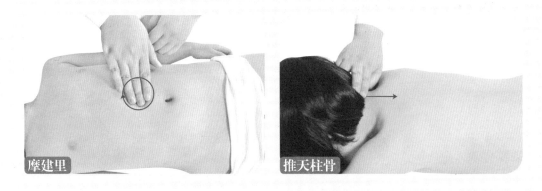

摩建里 · 推天柱骨

【方义】以揉小天心、掐揉五指节为君，可镇惊安神。配合逆运内八卦、推天柱骨、推按胃经皮部（腹部段）、摩建里以行气止呕。佐以补脾土调和气血。

【加减】夜啼者，加泻肝木 100 次。惊惕不安者，加按揉百会 100 次。

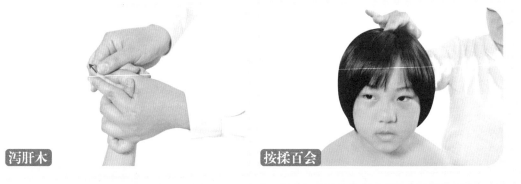

泻肝木 · 按揉百会

【预防调护】呕吐患儿要注意及时补液，以免导致脱水和电解质紊乱。对于外伤、食物中毒、病毒性脑炎等引起的呕吐应明确诊断，治疗原发病。

06

厌食

厌食是小儿时期的一种常见病症，临床以较长时期厌恶进食、食量减少为特征。本病可发生于任何季节，但夏季暑湿当令之时，可使症状加重。各年龄儿童均可发病，以 1～6 岁多见。长期不愈者，可使气血生化乏源，抗病能力下降，易患其他病症，影响生长发育。

病因病机

小儿脾常不足，加之饮食不知自调，挑食、偏食，好吃零食，食不按时，饥饱不一，或家长缺少正确的喂养知识，婴儿期喂养不当，乳食品种调配失宜，或纵儿所好，杂食乱投，甚至滥服补品，均易损伤脾胃而致厌食。

也有原本患其他疾病脾胃受损，或先天脾胃薄弱，加之饮食调养护理不当而成病。因此，本病多由于饮食不节、喂养不当而致病，其他病因还有他病失调脾胃受损、先天不足后天失养、暑湿熏蒸脾阳失展、情志不畅思虑伤脾等，均可以形成本病。

厌食的病变脏腑在脾胃，发病机理在脾运胃纳功能的失常。胃司受纳，脾主运化，脾胃调和，则口能知五谷饮食之味。小儿由于以上各类病因，易造成脾胃受损、运纳功能失常。因病因、病程、体质的差异，证候有脾运功能失健为主与脾胃气阴不足为主的区别。

辨证推治

食滞胃脘 | 消食化积。

【症状】有暴饮暴食史，食积后食量突然减少，嗳气泛恶，口臭，脘腹饱胀或疼痛拒按，大便臭秽。

【处方】泻大肠、逆运内八卦、揉板门各 300 次，运腹（神阙－肓俞－天枢－大横－带脉）50 次，捏脊 6 次。

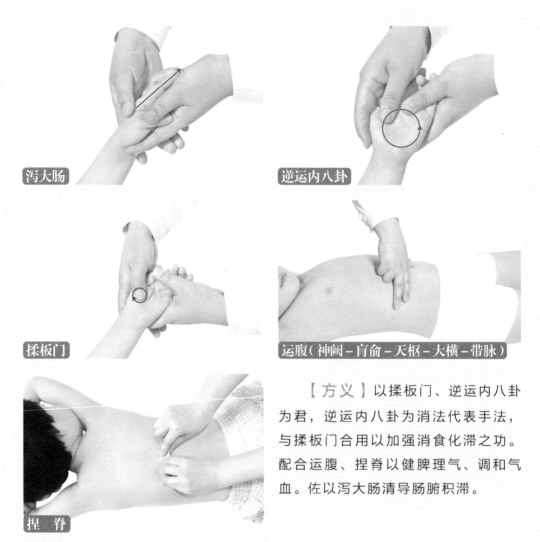

泻大肠

逆运内八卦

揉板门

运腹（神阙－肓俞－天枢－大横－带脉）

捏　脊

【方义】以揉板门、逆运内八卦为君，逆运内八卦为消法代表手法，与揉板门合用以加强消食化滞之功。配合运腹、捏脊以健脾理气、调和气血。佐以泻大肠清导肠腑积滞。

【加减】腹胀明显者，加补脾土300次。大便黏腻臭秽者，加泻脾土300次。

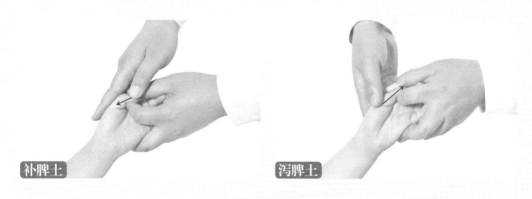

补脾土

泻脾土

脾胃气虚 ｜ 健脾益气。

【症状】长期不思进食，形体消瘦，面色缺少光泽，精神疲惫，便溏或粪便中夹有大量未消化食物。

【处方】补脾土、推四横纹、摩关元各300次，运腹（神阙－肓俞－天枢－大横－带脉）30次，层按（补法）建里。

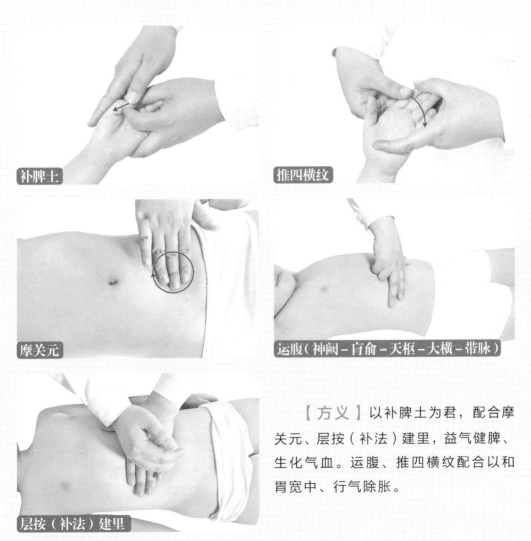

补脾土

推四横纹

摩关元

运腹（神阙－肓俞－天枢－大横－带脉）

层按（补法）建里

【方义】以补脾土为君，配合摩关元、层按（补法）建里，益气健脾、生化气血。运腹、推四横纹配合以和胃宽中、行气除胀。

【加减】喜暖畏寒者，加揉一窝风100次。面色㿠白者，加捏脊6次。

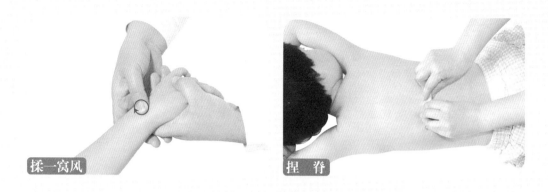

揉一窝风　　　　　　捏　脊

胃阴不足 | 养胃育阴。

【症状】口燥咽干,喝水多,手足心热,皮肤干燥,烦躁好动,夜卧不安,大便干,小便短少。

【处方】补脾土、推四横纹、揉二人上马、揉手背各300次,旋揉腹部(逆时针)、运腹(神阙－肓俞－天枢－大横－带脉)各30次。

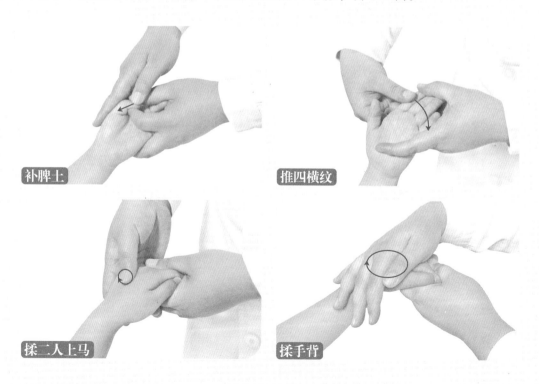

补脾土　　　　　　　推四横纹

揉二人上马　　　　　揉手背

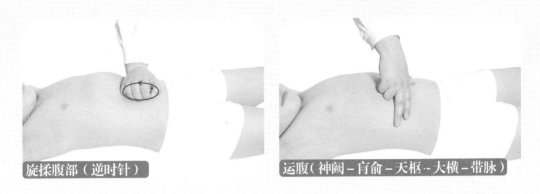

旋揉腹部（逆时针） | 运腹（神阙 – 肓俞 – 天枢 - 大横 – 带脉）

【方义】以补脾土、揉二人上马为君，其中二人上马为补肾滋阴之核心特定穴，二者合用可养阴和胃。配合揉手背以养血柔阴，中脘为胃之募穴，以中脘为中心逆时针旋揉腹部可健运脾胃。佐以运腹、推四横纹健运脾胃、开胃助纳。

【加减】食量少者，加揉中脘 100 次。手足心热者，加清天河水 300 次。

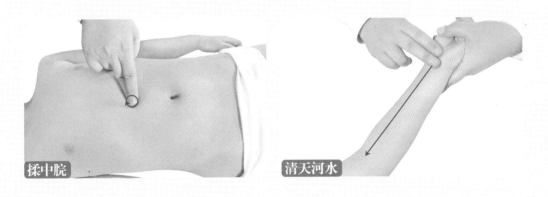

揉中脘 | 清天河水

肝气犯胃 | 疏肝和胃。

【症状】闷闷不乐，拒绝进食，进食量受情志影响，恶心呕吐，腹胀腹痛，舌淡苔薄。

【处方】补脾土、泻肝木、推四横纹各 300 次，运腹（神阙 – 肓俞 – 天枢 – 大横 – 带脉）30 次，推按肝经皮部（腹部段）10 次。

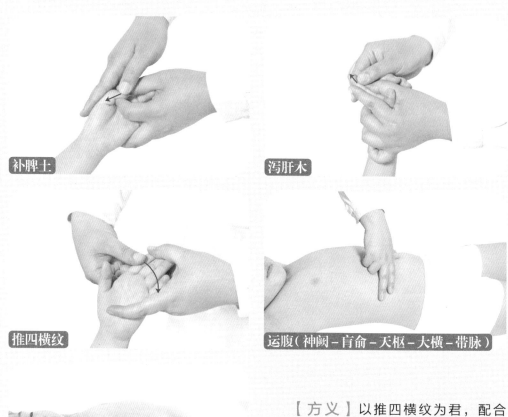

补脾土

泻肝木

推四横纹

运腹（神阙－盲俞－天枢－大横－带脉）

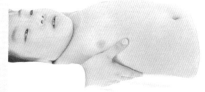

推按肝经皮部（腹部段）

【方义】以推四横纹为君，配合运腹可以理气和胃，配合泻肝木、推按肝经皮部（腹部段）以疏肝理气。佐以补脾土健运脾胃、生化气血。

【加减】脾气急躁者，加补肾水300次。

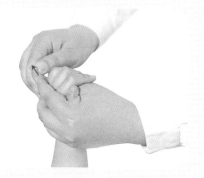

补肾水

07

泄泻

泄泻是以脾胃功能失调，大便次数增多，粪质稀薄或如水样为主要临床特征的小儿常见病，多发于两岁以下的小儿。本病一年四季均可发生，但以夏秋季节为多。轻者治疗得当，预后良好；重者泄下过度，易见气阴两伤，甚至阴竭阳脱；久泻迁延不愈者，则易转为疳证或出现慢惊风。

病因病机

小儿发生泄泻的原因以感受外邪、内伤饮食、脾胃虚弱多见。小儿为稚阴稚阳之体，其稚阳未充，稚阴未长，易于受损，脾胃受伤，水谷不化，输布及传导失司，而成泄泻。

感受外邪：小儿脏腑娇嫩，肌肤薄弱，冷暖难以自知，易感受外邪而发病。外感风、寒、暑、湿、热邪均可导致泄泻，最常见的是寒湿泻与湿热泻。

内伤乳食：小儿脾常不足，不知饥饱，饮食不节，或贪食肉食、油炸、生冷食物，脾胃不能运化水谷，脾气运化受阻，而出现泄泻。

脾胃虚弱：小儿先天禀赋不足，后天调护失宜，或久病迁延不愈，均可损伤脾胃，导致脾胃虚弱，脾虚不能运化水湿，清阳不升，合污而下，而出现脾虚泻。

辨证推治

寒湿泻 | 散寒化湿。

【症状】大便清稀多泡沫，色淡不臭，肠鸣腹痛，面色淡白，口不渴，小便清长，舌淡红苔白，指纹淡红。

【处方】补脾土、补大肠、推后溪各 300 次，推上三关 100 次，旋揉腹部（顺时针）100 次。

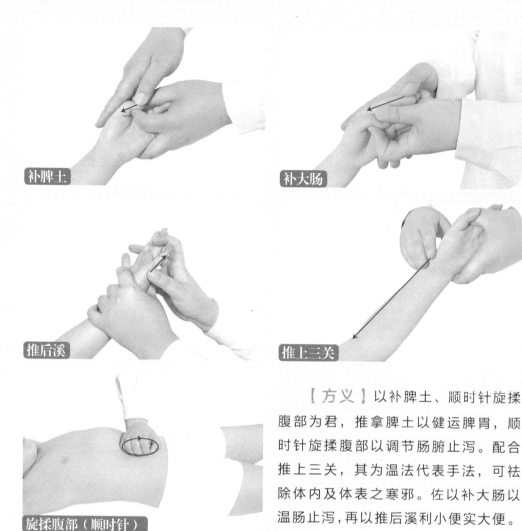

补脾土

补大肠

推后溪

推上三关

旋揉腹部（顺时针）

【方义】以补脾土、顺时针旋揉腹部为君，推拿脾土以健运脾胃，顺时针旋揉腹部以调节肠腑止泻。配合推上三关，其为温法代表手法，可祛除体内及体表之寒邪。佐以补大肠以温肠止泻，再以推后溪利小便实大便。

【加减】腹痛者，加揉一窝风200次、拿肚角5次。

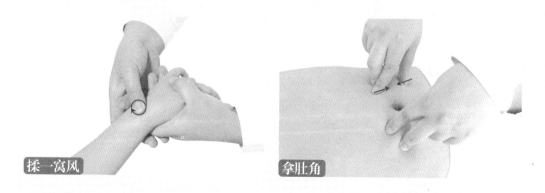

揉一窝风

拿肚角

湿热泻 | 清热利湿。

【症状】腹痛即泻，暴注下迫，粪色黄褐热臭，或见少许黏液，身热，烦躁口渴，小便短赤，肛门灼热而痛，舌红苔黄腻，指纹紫。

【处方】泻脾土200次，泻大肠、退下六腑各300次，推下七节骨100次，揉板门、旋揉腹部（顺时针）各200次。

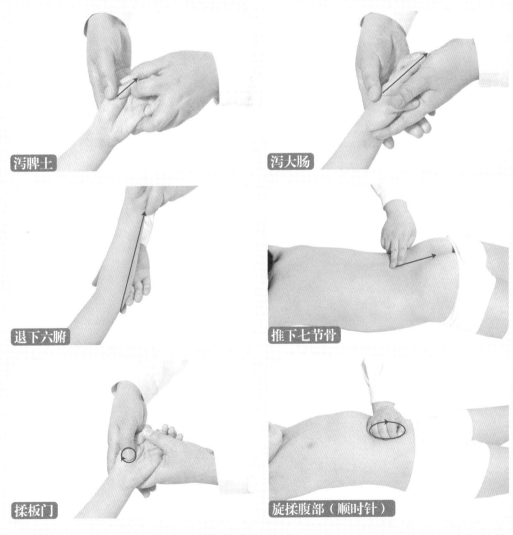

泻脾土

泻大肠

退下六腑

推下七节骨

揉板门

旋揉腹部（顺时针）

【方义】以退下六腑、推下七节骨为君，二者分别为清法与下法的代表手法，合用以通腑泻热。配合泻脾土、泻大肠以健脾利湿，加顺时针旋揉腹部以止泻。

【加减】呕吐者，加泻胃经、推天柱骨各200次。

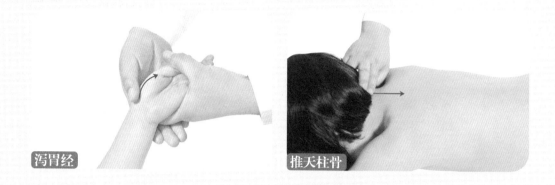

泻胃经　　　　　　　　　　　推天柱骨

伤食泻 | 运脾和胃，消食化滞。

【症状】腹痛腹胀，泻前哭闹，泻后痛减，大便量多味酸臭，口臭，不思饮食，或伴呕吐酸馊，舌苔厚腻，指纹紫滞。

【处方】补脾土、泻大肠、揉板门、分腹阴阳、旋揉腹部（顺时针）各300次，推下七节骨、揉龟尾各100次。

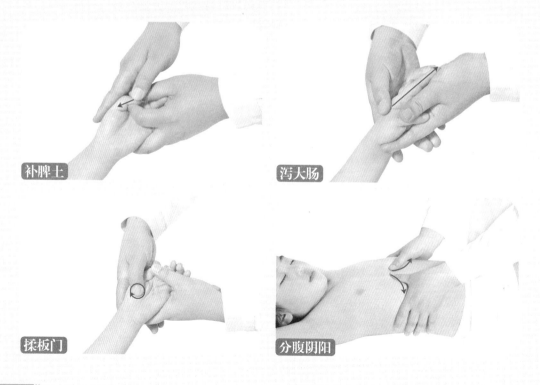

补脾土　　　　　　　　　　　泻大肠

揉板门　　　　　　　　　　　分腹阴阳

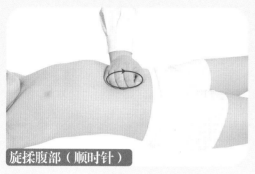

旋揉腹部（顺时针）

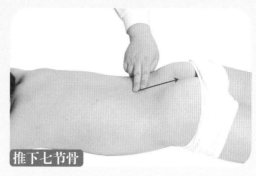

推下七节骨

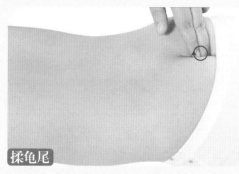

揉龟尾

【方义】以补脾土、推下七节骨、泻大肠为君，补脾土可健运脾胃，推下七节骨、泻大肠可清胃热、消肠腑积滞。配以分腹阴阳、揉板门，可行气和胃、消食导滞。再以揉龟尾理肠止泻。最后以顺时针旋揉腹部调肠腑，消宿食。

【加减】发热者，加清天河水 200 次、退下六腑 100 次。

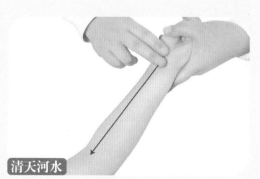

清天河水

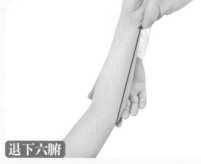

退下六腑

脾虚泻 | 健脾益气，助运止泻。

【症状】大便溏薄，便中带有未消化食物，食后即泻，色淡不臭，时轻时重，面色萎黄，形体消瘦，神倦乏力，舌淡苔白，指纹淡。

【处方】补脾土、旋揉腹部（逆时针）、揉足三里各 300 次，推上七节骨、揉龟尾各 100 次，捏脊 6 次。

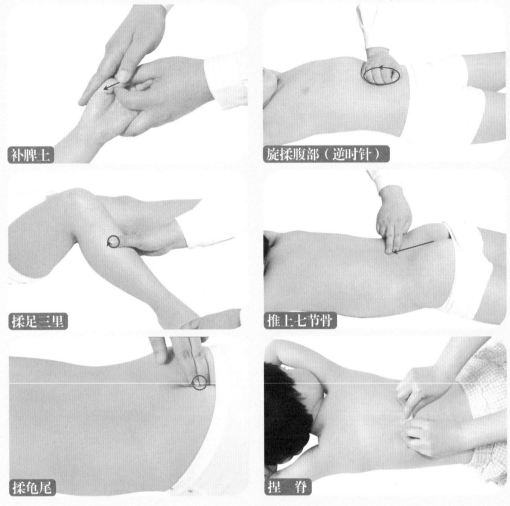

补脾土

旋揉腹部（逆时针）

揉足三里

推上七节骨

揉龟尾

捏 脊

【方义】以补脾土、揉足三里为君，以益气健脾助运。配以捏脊调和气血、温补脾阳，再以推上七节骨、揉龟尾温阳止泻。佐以逆时针旋揉腹部以止泻。

【加减】泄泻日久影响生长发育者，加补肾水 200 次、推上三关 100 次。

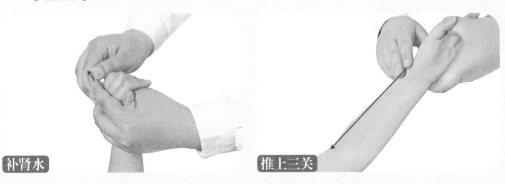

补肾水

推上三关

08
便秘

便秘是小儿常见的临床证候，可单独出现，亦可继发于其他疾病过程中，以大便秘结不通，或排便时间过长，或虽有便意而排出困难者为主要临床特征。本病一年四季均可发病，且可发生于各年龄阶段。

病因病机

便秘的病因是多方面的，其中主要有外感寒热之邪、内伤饮食情志、病后体虚、阴阳气血不足等。简单而言可分为热秘和虚秘两个方面。

热秘：肠胃积热素体阳盛；或热病之后，余热留恋；或肺热肺燥，下移大肠；或过服偏热性食物，均可致肠胃积热，耗伤津液，肠道干涩失润，粪质干燥，难于排出。

虚秘：素体虚弱，阳气不足；或过食生冷，损伤阳气；或苦寒攻伐，伤阳耗气，均可导致气虚阳衰，气虚则大肠传导无力，阳虚则肠道失于温煦，阴寒内结，便下无力，使排便时间延长，形成便秘。

辨证推治

热秘 | 清热导滞。

【症状】大便干结甚至如羊粪状，艰涩难出，腹部胀痛，甚者拒按，面赤身热，烦躁不安，口臭唇赤，矢气臭秽，小便短赤，舌红苔黄燥，指纹紫滞。

【处方】泻大肠、揉板门、退下六腑各300次，层按（泻法）中脘、旋揉腹部（顺时针）各50次，拿肚角10次，推下七节骨100次。

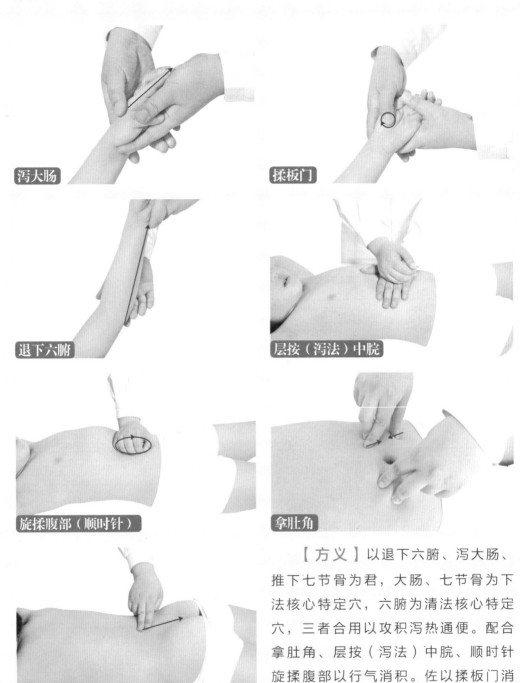

泻大肠

揉板门

退下六腑

层按（泻法）中脘

旋揉腹部（顺时针）

拿肚角

推下七节骨

【方义】以退下六腑、泻大肠、推下七节骨为君，大肠、七节骨为下法核心特定穴，六腑为清法核心特定穴，三者合用以攻积泻热通便。配合拿肚角、层按（泻法）中脘、顺时针旋揉腹部以行气消积。佐以揉板门消食导滞。

【加减】腹部胀痛者，加泻肝木、掐四横纹各 300 次。烦躁不安者，加泻心火 200 次。

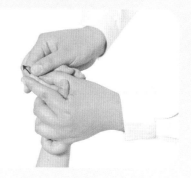

泻肝木

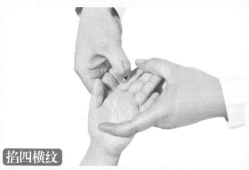

掐四横纹

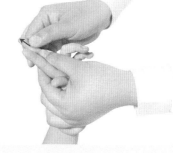

泻心火

虚秘 | 润肠通便。

【症状】便质不干，排便乏力，努挣难下，面唇色白，爪甲无华，形瘦神疲，乏力懒言，啼声低微，舌淡苔薄白，指纹淡滞。

【处方】补脾土、揉二人上马、推上三关各 300 次，层按（平补平泻法）中脘、旋揉腹部（顺时针）、揉足三里、推下七节骨各 100 次。

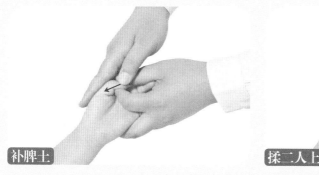

补脾土

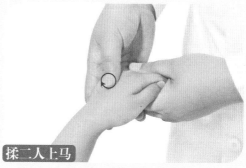

揉二人上马

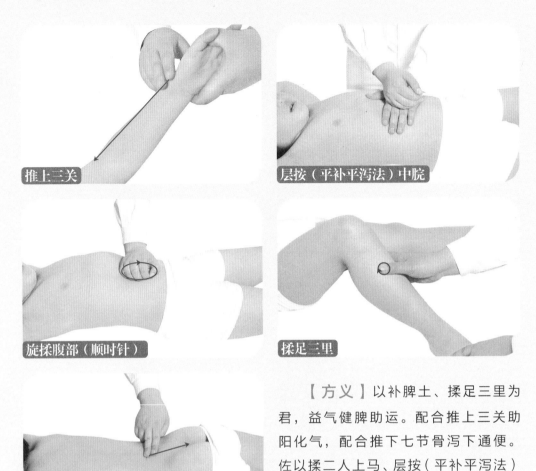

推上三关

层按（平补平泻法）中脘

旋揉腹部（顺时针）

揉足三里

【方义】以补脾土、揉足三里为君，益气健脾助运。配合推上三关助阳化气，配合推下七节骨泻下通便。佐以揉二人上马、层按（平补平泻法）中脘、顺时针旋揉腹部行气润肠通便。

推下七节骨

【加减】大便努挣难下者，加揉膊阳池100次。大便黏腻者，加揉板门300次。

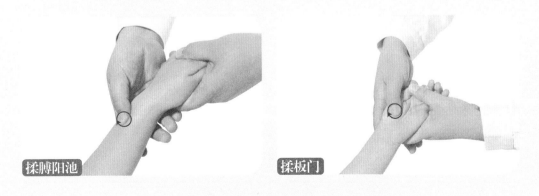

揉膊阳池

揉板门

09

腹痛

腹痛是指胃脘以下、脐之两旁，以及耻骨以上部位发生的疼痛。感受寒邪，或乳食积滞，或虫积，或脾胃虚寒均可引起腹痛，腹痛可单独出现，亦可继发于其他疾病过程中。各年龄段均可发病，四季均可发病。

病因病机

腹痛的病因较多，主要与腹部受凉、乳食积滞、脾胃虚寒等有关。

寒痛：小儿不知自调冷暖，若因衣被单薄或过食生冷瓜果食物，常致寒邪凝滞于胃肠，气机不畅，不通则痛，故发为腹痛。

伤食痛：小儿脾常不足，常易伤食，加之乳食不能自我节制，若喂养不当，或暴饮暴食，或过食不易消化食物等，常致乳食积滞中焦，脾胃气机壅塞不通而发为腹痛。

虚寒痛：小儿属稚阳之体，若先天禀赋不足，素体阳虚，或平素过用寒凉攻伐药物，或病后体虚，中阳受损，均可导致脾胃虚寒，失于温煦，气机不利而致腹痛。

辨证推治

寒痛 | 温中散寒，理气止痛。

【症状】腹部疼痛，拘急疼痛，阵阵发作，常于受凉或饮食生冷后发生，痛处喜暖，得温则舒，遇寒痛甚，舌淡苔白滑。

【处方】补脾土 300 次，揉一窝风、揉外劳宫、推上三关、层按（平补平泻法）中脘、揉丹田各 100 次，拿肚角 5 次。

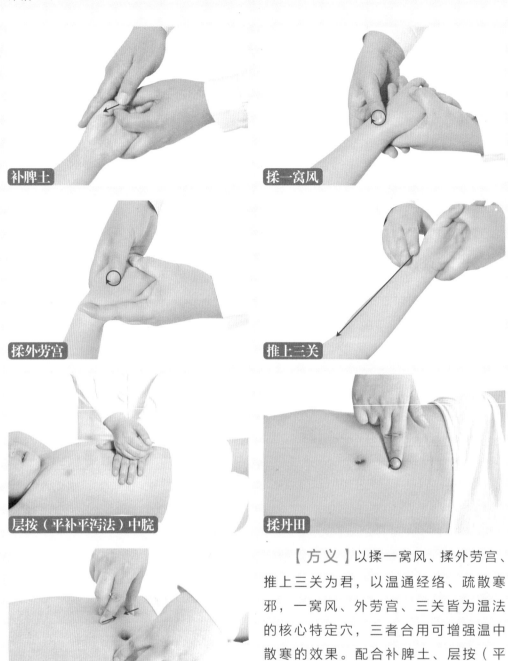

补脾土

揉一窝风

揉外劳宫

推上三关

层按（平补平泻法）中脘

揉丹田

拿肚角

【方义】以揉一窝风、揉外劳宫、推上三关为君，以温通经络、疏散寒邪，一窝风、外劳宫、三关皆为温法的核心特定穴，三者合用可增强温中散寒的效果。配合补脾土、层按（平补平泻法）中脘、拿肚角以健脾行气、理气止痛，佐以揉丹田有助于培补元气以温中散寒。

【加减】大便稀溏者，加补大肠100 次。

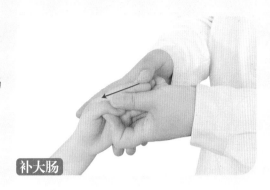

补大肠

伤食痛 | 消食导滞，和胃止痛。

【症状】脘腹胀满，疼痛拒按，不思乳食，伴嗳腐吞酸，或腹痛欲泻，泻后痛减，或时有呕吐，吐物酸馊，粪便秽臭，夜卧不安，时时啼哭，舌淡红，苔白厚腻。

【处方】补脾土、泻大肠各 300 次，揉板门 100 次，推四横纹 200 次，层按（平补平泻法）中脘、拿肚角各 5 次。

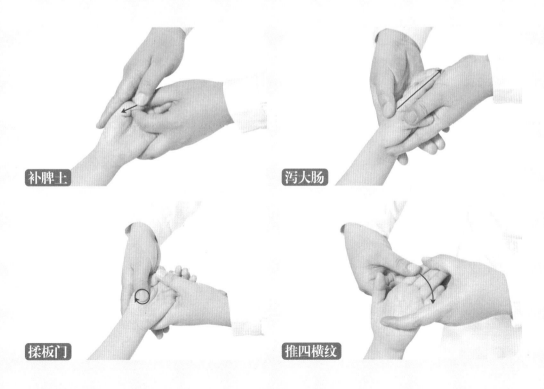

补脾土

泻大肠

揉板门

推四横纹

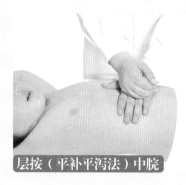

层按（平补平泻法）中脘

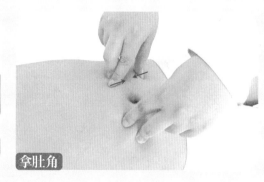

拿肚角

【方义】以泻大肠、揉板门、推四横纹为君，泻大肠与推四横纹分别为下法与消法的代表手法，两者合用可增强消食导滞的作用。配合补脾土、拿肚角、层按（平补平泻法）中脘，可以起到健脾行气、和胃止痛的作用。

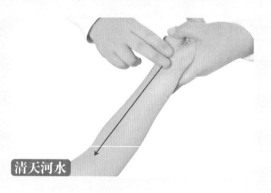

【加减】夜啼者，加清天河水100次。

清天河水

虚寒腹痛 温中理脾，缓急止痛。

【症状】起病缓慢，腹痛绵绵，喜按喜温，反复发作，面色少华，精神倦怠，手足清冷，乳食减少，大便稀溏，舌淡苔白。

【处方】补脾土300次，揉外劳宫、推上三关各100次，层按（补法）关元、拿肚角各5次，揉命门100次。

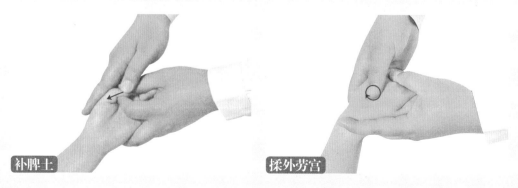

补脾土

揉外劳宫

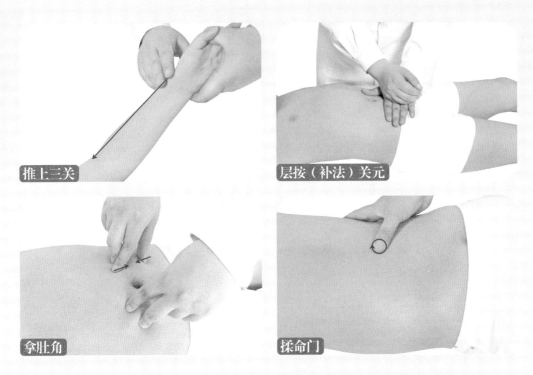

【方义】以揉外劳宫、推上三关、补脾土为君，温中散寒补虚，揉外劳宫与推上三关均为温法的代表手法，二者合用可加强温热作用。配合拿肚角以缓急止痛。佐以揉命门、层按（补法）关元，可以起到培补阳气的作用。

【加减】大便稀溏者，加补大肠100次。

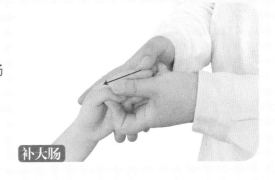

【预防调护】注意腹部保暖，避免感受寒邪。乳贵有时，食贵有节，不宜过食生冷瓜果。婴幼儿腹痛多表现为啼哭，不能正确表达腹痛部位，有时因腹痛掩盖病情而造成误诊。因此在小儿腹痛时，如果推拿后效果不明显，甚至腹痛剧烈难忍，腹部肌肉紧张板硬，应及时就医进行检查及治疗。

10 夜啼

夜啼是指小儿白天睡时安静，夜间则烦躁、啼哭不宁，时哭时止，或每夜定时啼哭，或啼哭持续不已甚至通宵达旦，俗称"夜哭郎"。多见于新生儿及婴儿。正常情况下，新生儿及婴儿啼哭是表达需求的一种方式，通过喂奶、保暖、更换尿布、安抚后，啼哭即可停止，则不属于病态。

病因病机

夜啼主要是因为脾寒、心热、惊恐等所致。

脾寒：一是因孕母素体阳虚或喜食生冷之物而致小儿先天禀赋不足，脾寒内生；二是因家长护理不周，患儿腹部受凉，或患儿哺食冷乳，伤及脾阳，寒邪阻滞脾胃气机，不通则痛而发为夜啼。

心热：一是因乳母平素喜食辛辣炙煿之物，或过食温热药物，或平素脾气暴躁而致内热遗患胎儿；二是因患儿生后护养过温而致体内积热，心火上炎，心神不安而发为夜啼。

惊恐：小儿心肝发育尚未成熟，心怯神弱，若见异常之物，或闻特异声响，常易扰及心神，而致神志不安，睡中惊惕不安而发为夜啼。

辨证推治

脾寒 | 温脾散寒。

【症状】夜间啼哭，哭声低弱，下半夜更甚，面色青白无华，四肢欠温，睡喜蜷卧，腹喜摩按，食少便溏，小便清，舌淡红，苔薄白。

【处方】补脾土、泻肝木各300次，分手阴阳、揉外劳宫、摩关元各100次。

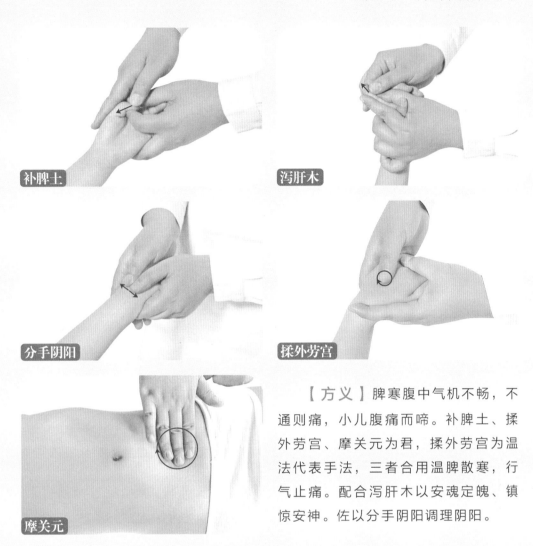

补脾土

泻肝木

分手阴阳

揉外劳宫

摩关元

【方义】脾寒腹中气机不畅，不通则痛，小儿腹痛而啼。补脾土、揉外劳宫、摩关元为君，揉外劳宫为温法代表手法，三者合用温脾散寒，行气止痛。配合泻肝木以安魂定魄、镇惊安神。佐以分手阴阳调理阴阳。

【加减】腹痛剧烈者，加拿肚角10次。四肢欠温者，加揉外劳宫300次。

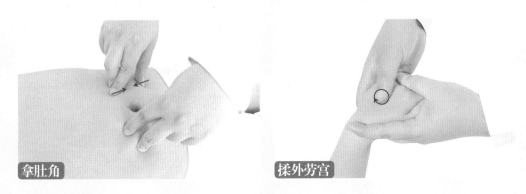

拿肚角

揉外劳宫

心热 | 清心泻火。

【症状】夜间啼哭，哭声响亮，见灯火则啼哭更甚，烦躁不安，面赤唇红，身腹俱暖，伴小便短赤或大便干结，舌尖红，苔薄黄。

【处方】泻心火、泻肝木、泻肺金、推后溪、清天河水、揉小天心各300次，分手阴阳100次。

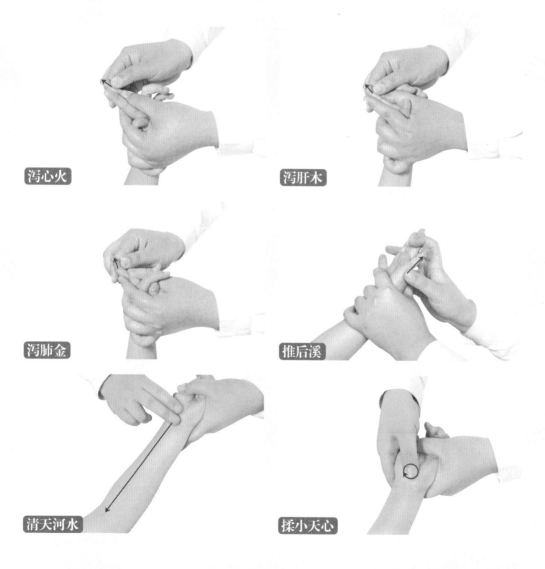

泻心火

泻肝木

泻肺金

推后溪

清天河水

揉小天心

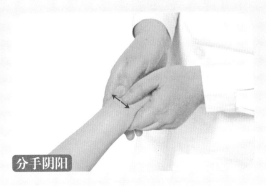

分手阴阳

【方义】以泻心火、推后溪为君，推后溪使心经之热自小便而出。配以清天河水、揉小天心清心除烦，平安心神。再配合泻肝木、泻肺金以助安魂定魄、镇惊安神。佐以分手阴阳，其为和法的核心特定穴，可平衡阴阳、调和气血。

【加减】烦躁不安者，加揉内劳宫 100 次。大便干结者，加退下六腑 300 次。

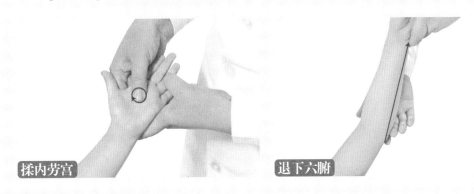

揉内劳宫

退下六腑

惊恐 ｜ 定惊安神。

【症状】夜间突然啼哭，哭声尖锐、时高时低、时急时缓，表情恐惧，或睡梦中惊惕不稳，神情不安，紧偎母怀，唇与面色乍青乍白，舌脉多无异常变化。

【处方】泻肝木、泻肺金、揉小天心各 300 次，掐五指节 10 次，分手阴阳 100 次。

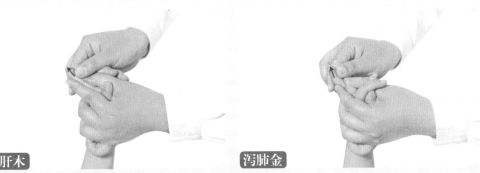

泻肝木

泻肺金

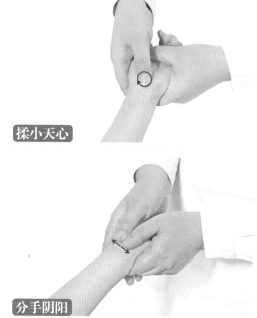

揉小天心

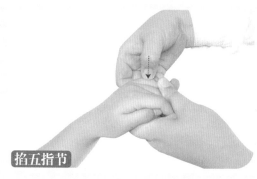

掐五指节

【方义】以掐五指节、揉小天心为君，二者分别为消法与清法代表手法，合用可清心泻火、镇惊安神。配合泻肝木、泻肺金以安魂定魄。佐以分手阴阳调和阴阳。

分手阴阳

【加减】惊惕不安者，加补肾水300次。

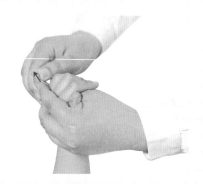

补肾水

【预防调护】治疗夜啼除根据辨证，针对脾寒、心热、惊恐行分证治疗外，还应养成良好的睡眠习惯、保持卧室安静、避免受凉或过热。孕期及哺乳期应保持心情舒畅，避免受惊吓，忌食辛辣、寒凉食物。

11 汗证

汗证是指安静状态下小儿全身或局部无故汗出过多。多见于 5 岁以下小儿，以春夏季节常见。小儿形气未充、腠理疏薄，加之生机旺盛、清阳发越，故较成人更易出汗。若温度适宜且安静状态下，全身或局部汗出异常，甚可浸湿衣物则属于病态。

病因病机

小儿汗证多责之于邪热迫蒸、肺卫不固、气阴两虚等。

邪热迫蒸：小儿脾常不足，若护养过温或喂养不当，常致心经积热或脾湿内生，郁而化热，湿热交蒸，津液外泄肌表而为汗证。

肺卫不固：小儿因先天或后天多种原因而致肺卫不固，卫阳不足，腠理疏薄，津液外泄而为汗证。

气阴两虚：小儿热证频发或日久，必耗伤气阴，导致气阴两虚，气虚不能敛阴，阴亏虚火内炽，而致腠理开合失司而为汗证。

辨证推治

邪热迫蒸 | 清热泻脾。

【症状】自汗或盗汗，以头部和四肢部为主，汗出肤热，汗液黏稠或色黄染衣，口臭口渴，小便黄少，大便臭秽，舌质红，苔黄或腻。

【处方】泻肺金 300 次，泻心火、泻大肠、揉肾顶、分手阴阳、退下六腑、清天河水各 100 次，层按（泻法）上脘 50 次。

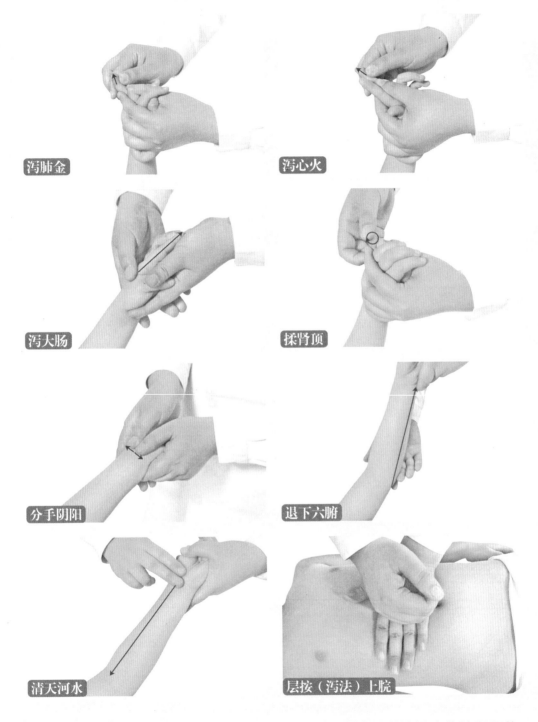

泻肺金

泻心火

泻大肠

揉肾顶

分手阴阳

退下六腑

清天河水

层按（泻法）上脘

【方义】以泻肺金、泻大肠、退下六腑为君，泻大肠以清泻中焦脾胃积热，六腑穴性寒凉，退下六腑为清法代表手法，三者合而用之通腑泻热力强。配合清天河水、泻心火、层按（泻法）上脘以泻心火之热，配合揉肾顶以固表止汗。

佐以分手阴阳可起到平衡阴阳的作用。

【加减】排便不畅者，加揉膊阳池 300 次。

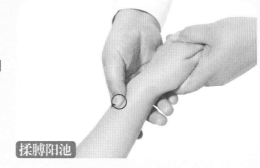

揉膊阳池

肺卫不固 | 益气固表。

【症状】以自汗为主，或伴盗汗，以头部和肩背部为主，动则益甚，平素易反复感冒，神疲乏力，面色少华，舌质淡，苔薄白。

【处方】清肺金 300 次、补脾土 300 次、泻心火 100 次、揉肾顶 100 次、分手阴阳 100 次、揉肺俞 200 次、层按（补法）中脘 50 次。

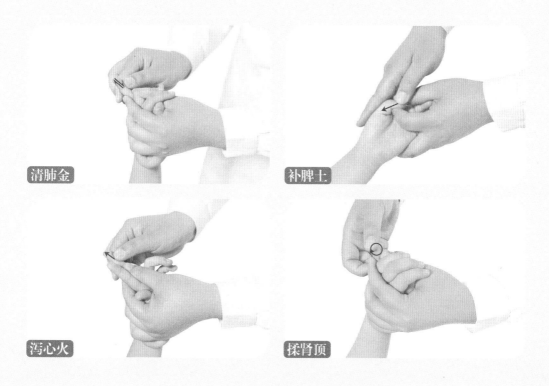

清肺金

补脾土

泻心火

揉肾顶

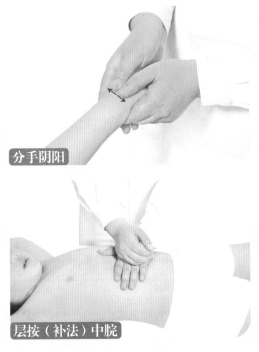

分手阴阳

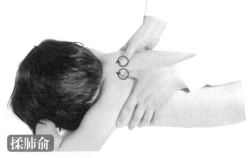

揉肺俞

层按（补法）中脘

【方义】 以清肺金、补脾土、层按（补法）中脘为君，以健脾益气，培土生金，通过补脾胃之气达到生肺气的作用。配合揉肺俞以调肺气，配合泻心火以清心泻火，配合揉肾顶以固表止汗。佐以分手阴阳来平衡阴阳。

【加减】 咳嗽不安者，加顺运内八卦100次。

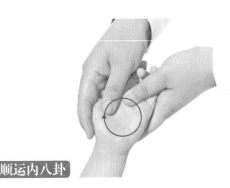

顺运内八卦

气阴两虚 | 益气养阴。

【症状】 以盗汗为主，或伴自汗，汗出遍身，汗出较多，形体消瘦，神疲乏力，或有低热，或有夜啼，口干，手足心热，舌质淡红，苔少或剥苔。

【处方】 清肺金、补肾水各300次，泻心火100次，揉二人上马300次，揉肾顶、分手阴阳、摩关元各100次。

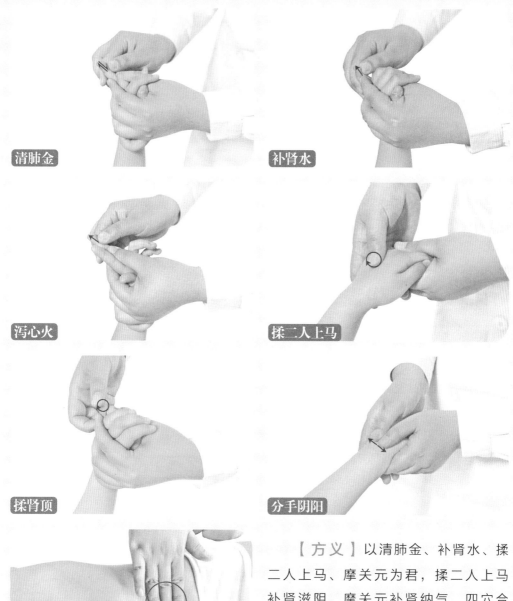

清肺金

补肾水

泻心火

揉二人上马

揉肾顶

分手阴阳

摩关元

【方义】以清肺金、补肾水、揉二人上马、摩关元为君，揉二人上马补肾滋阴，摩关元补肾纳气，四穴合用以益气固表、养阴生津。配合泻心火以清热，配合揉肾顶可加强止汗作用。佐以分手阴阳来平衡阴阳。

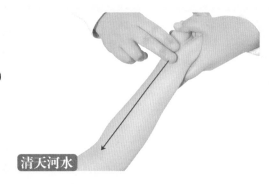

清天河水

【加减】低热者，加清天河水300次。

【预防调护】孩子出汗期间，应避风寒，并及时擦干汗液。如汗出太多，应及时饮水补液。平素加强锻炼，少食肥甘厚味。

12

急惊风

惊风是小儿常见的一种以抽搐伴神昏为特征的证候，又称"惊厥"，俗名"抽风"，可见于多种疾病中，一年四季均可发病，一般年龄越小发病率越高。其病情凶险，常常危及小儿性命，在古代被医家认定为"恶候"。惊风一般分为急惊风、慢惊风。凡起病急暴、属阳属实者，称为急惊风；凡病久中虚者，称为慢惊风。

病因病机

小儿急惊风来势急骤，其发病与外感风热疫毒、痰热蒙闭、暴受惊恐等有关。

热极生风：小儿肌肤薄弱，卫外不固，感受风热之邪或温热邪毒或暑热疫毒而传变入里，扰乱心神，引动肝风而致急惊风。

痰热积滞：小儿脾常不足，若误食不洁之物导致湿热疫毒蕴结肠胃，痰热内蕴，蒙闭心包，扰乱神明，引动肝风而发为急惊风。

惊恐痉厥：小儿元气未充，神气怯弱，若乍见异物、卒闻异响，或不慎跌扑，暴受惊恐，导致气机逆乱，心神失主，神散气乱而发为急惊风。

辨证推治

热极生风 | 祛风退热，凉肝息风。

【症状】起病急骤，高热神昏，手足抽搐，口渴，面红目赤，皮肤灼热，舌红苔黄。

【处方】泻心火、泻肝木各 300 次，水底捞明月、掐精宁、掐威灵、掐十宣各 50 次，揉太阳 100 次，挤大椎 10 次。

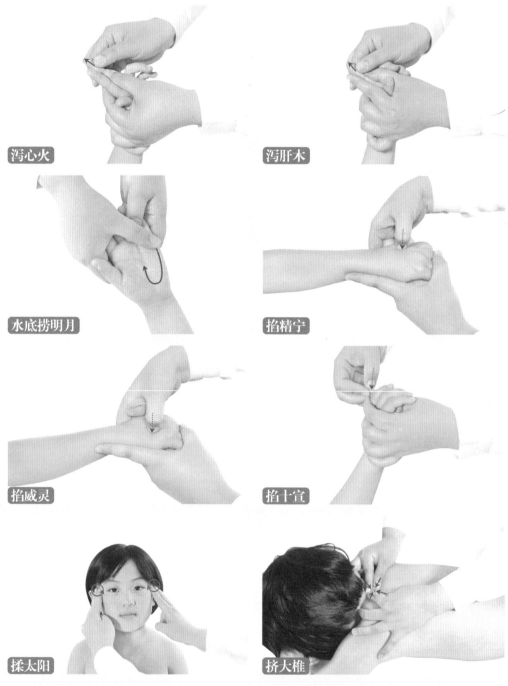

泻心火

泻肝木

水底捞明月

掐精宁

掐威灵

掐十宣

揉太阳

挤大椎

【方义】以泻心火、泻肝木为君，以清泻心肝实火，从而息风止惊。配以水底捞明月、揉太阳、挤大椎，水底捞明月可清热凉血以祛内风，揉太阳与挤大椎合用疏风清热，以除外风。佐以重手法掐精威、掐十宣以清热醒神开窍。

【加减】腹痛剧烈者，加拿肚角 10 次。四肢欠温者，加揉外劳宫 300 次。

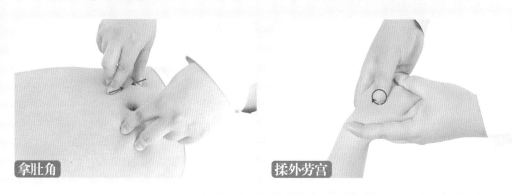

拿肚角　　　　　　　　　　　揉外劳宫

痰热积滞 ｜ 消食导滞，涤痰镇惊。

【症状】有伤食史，先见纳呆，呕吐，腹痛，便秘，继而发热神昏，随即出现痉厥，喉间痰鸣，舌苔黄厚腻。

【处方】泻心火、泻肝木、泻大肠各 300 次，顺运内八卦 100 次，打马过天河 10 次，揉掌小横纹 100 次，掐精宁、掐威灵各 50 次。

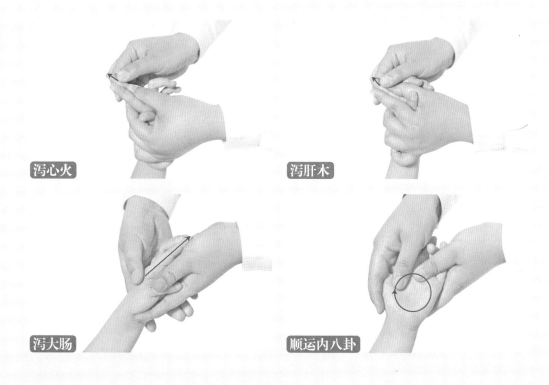

泻心火　　　　　　　　　　　泻肝木

泻大肠　　　　　　　　　　　顺运内八卦

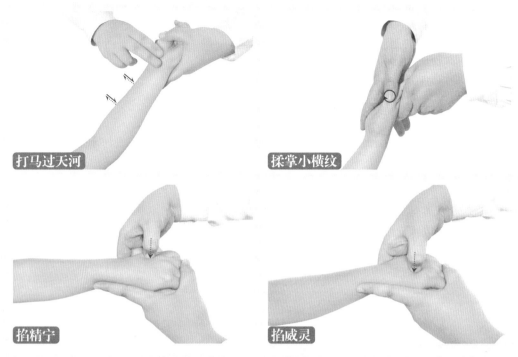

打马过天河　　揉掌小横纹

掐精宁　　掐威灵

【方义】以泻大肠、打马过天河、顺运内八卦为君，三者分别为下法、清法、消法的代表手法，合用以涤荡积热、涤痰散结。配合泻肝木、泻心火以凉肝息风、宁心安神，配合掐精宁、掐威灵以镇惊醒神。佐以揉掌小横纹加强化痰的作用。

【加减】烦躁不安者，加揉内劳宫100次。大便干结者，加退下六腑300次。

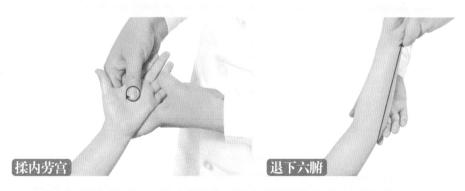

揉内劳宫　　退下六腑

惊恐痉厥 ｜ 镇惊安神，平肝息风。

【症状】平素胆小易惊，夜啼，有惊吓史，发作时惊惕战栗，面色发青，偶有发热，舌苔多无异常变化。

【处方】泻心火、泻肝木、揉小天心各300次，掐揉五指节10次，揉手背100次，掐精宁、掐威灵各50次，拿肩井10次。

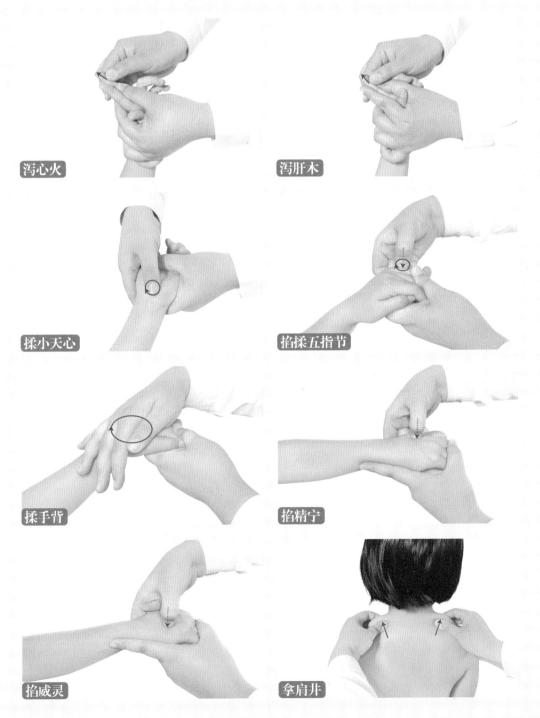

泻心火

泻肝木

揉小天心

掐揉五指节

揉手背

掐精宁

掐威灵

拿肩井

【方义】以揉小天心、掐揉五指节为君，揉小天心与掐揉五指节分别为清法与消法的代表手法，揉小天心既清心热又安心神，掐五指节可镇惊安神，揉五指节可祛风化痰。配合泻肝木、泻心火以平肝息风、宁心安神，配合揉手背以养血滋阴，配合掐精宁、掐威灵以加强镇惊醒神的作用。佐以拿肩井宣通周身气血。

【加减】惊惕不安者，加补肾水300次。

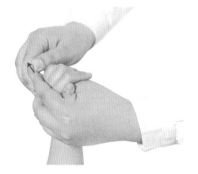

补肾水

【预防调护】有高热惊厥史的小儿，在发热初期，应及时给予退热药物。平时加强锻炼，提高抗病能力，注意饮食卫生，避免受惊吓，减少原发疾病的发生。

13 慢惊风

慢惊风多由大病、久病之后以及急惊风治疗不愈发展而来，主要表现为发作缓慢，抽搐无力，时作时止，反复难愈。

病因病机

小儿脏腑娇嫩，形气未充，气血不足。慢惊风多因大病久病之后脾胃虚弱，正气大亏，肝风亢动而致；或脾肾阳虚，不能温煦，虚极生风；或久病伤阴，阴虚动风所致。病位主要在肝、脾、肾，以虚为主。

脾虚肝旺：由于大吐大泻或久病久泻，导致脾胃功能受损，脾胃虚弱，土虚木盛，引起肝风亢动，导致慢惊风。

脾肾阳虚：先天禀赋不足，或误用泻下之品，或喂养不当，损伤脾阳，日久累及肾阳，脾肾阳虚，筋脉失于温煦，引起慢惊风。

阴虚动风：外感病日久，或急惊风后，阴液亏损，或他病导致肝肾阴虚，筋脉失养，发为慢惊风。

辨证推治

脾虚肝旺 | 温中补虚，缓肝健脾。

【症状】抽搐无力，时作时止，精神疲惫，面黄无光泽，倦怠乏力，食欲差，大便稀薄甚至不成形，舌淡苔白，指纹淡红。

【处方】补脾土、补肾水、泻肝木各300次，揉手背200次，推按肝经皮部20次，揉足三里200次，捏脊3～5次，运腹（建里一线）20次。

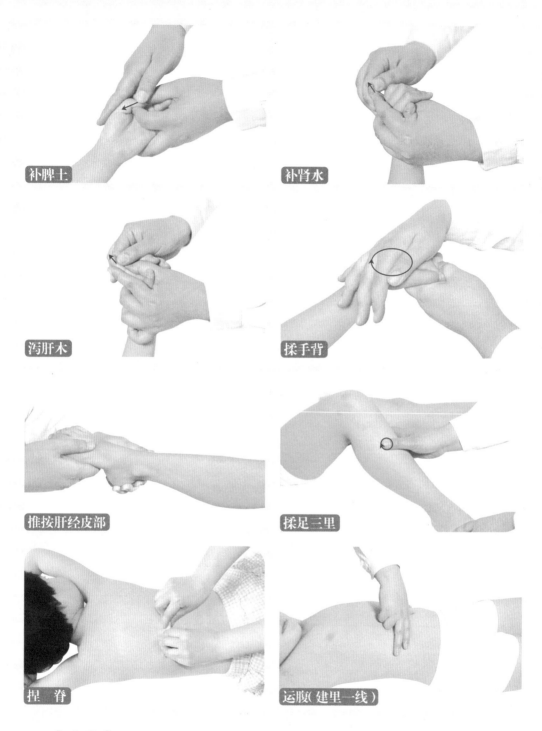

补脾土

补肾水

泻肝木

揉手背

推按肝经皮部

揉足三里

捏　脊

运腹(建里一线)

【方义】以补脾土、泻肝木为君，配以补肾水、揉手背、揉足三里以调和脏腑功能、健脾益气、温中补虚。配合推按肝经皮部以缓肝急，再以揉手背养血柔肝、舒筋止搐。佐以捏脊、运腹（建里一线）以和脏腑、理气血。

【加减】食欲差者，加揉板门200次。四肢不温者，加擦热腰骶部。

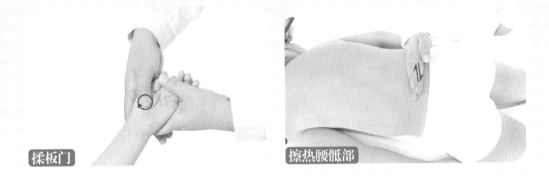

揉板门　　擦热腰骶部

脾肾阳虚 ｜ 温补脾肾，回阳救逆。

【症状】手足震颤或者蠕动，精神萎靡不振，面色晦暗，手足冰冷，大便稀，遇寒加重，舌淡苔薄，指纹淡。

【处方】补脾土、补肾水各300次，泻肝木、推上三关各200次，揉肾俞、揉命门、揉脾俞各100次，运腹（神阙一线）20次，捏脊3～5次。

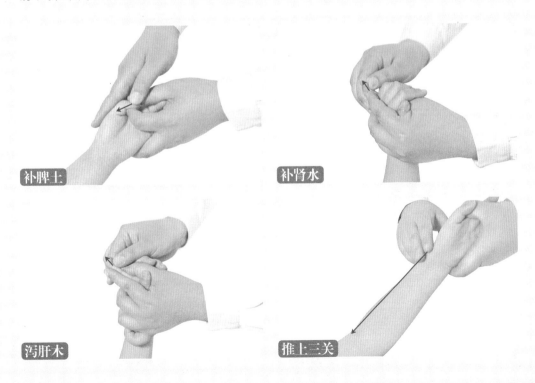

补脾土　　补肾水

泻肝木　　推上三关

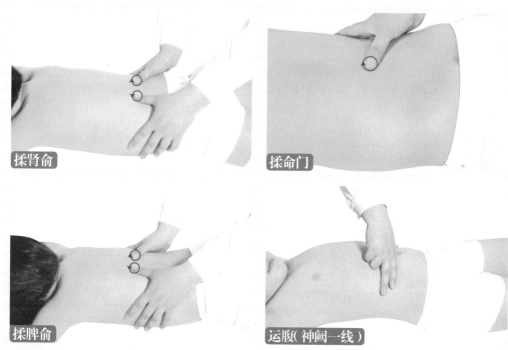

揉肾俞　　　　揉命门

揉脾俞　　　　运腹(神阙一线)

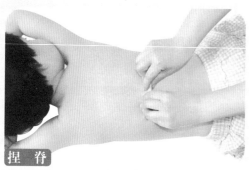

捏　脊

【方义】以补肾水、补脾土为君，能补肾健脾，同时资先后天之阳。配以推上三关，其为温法代表，与揉脾俞、揉肾俞、揉命门合用增强健脾补肾、温补元阳之功。以运腹（神阙一线）激发经脉气血、生健脾补肾之源，以泻肝木平肝息风，以捏脊调和气血。

【加减】多汗者，加掐揉肾顶500次。

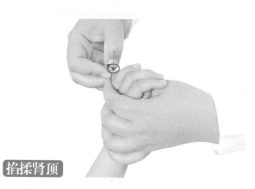

掐揉肾顶

阴虚动风 | 育阴潜阳，滋水涵木。

【症状】肢体强直抽搐，时轻时重，精神疲惫，面色萎黄憔悴，或时有面色潮红，手足心热，大便干，舌红绛，苔少或无，指纹淡紫。

【处方】补脾土、补肾水、泻肝木、揉二人上马、揉手背、清天河水、揉涌泉各300次，捏脊3～5次，运腹（神阙一线）20次。

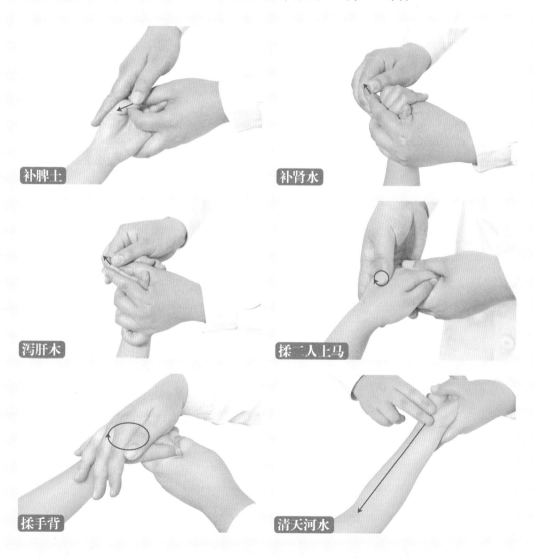

补脾土

补肾水

泻肝木

揉二人上马

揉手背

清天河水

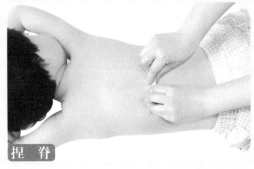

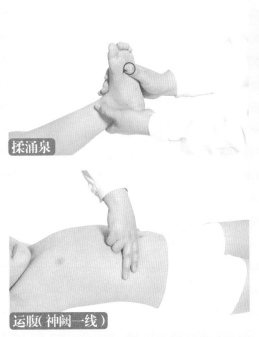

揉涌泉　　捏　脊　　运腹(神阙一线)

【方义】以补脾土、补肾水、揉二人上马为君，三穴均为补法的代表穴。配合揉涌泉以滋阴补肾，同时寓阳中求阴之意；揉手背以柔筋止痉；泻肝木以平肝潜阳；清天河水清虚热而不伤阴。佐以运腹（神阙一线）、捏脊以益气养血，加强滋阴之功。

【加减】抽搐不止者，加掐五指节 20 次、揉五指节 100 次。

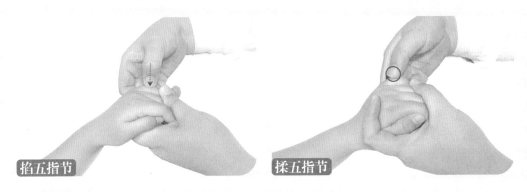

掐五指节　　　　　　揉五指节

【预防调护】抽搐发作时，切勿强制按压，应采取头侧位，畅通患儿呼吸道，避免咬伤舌体。病情好转后，应注意休息，进食易消化的食物。慢惊风病情复杂，在不发作时，应积极治疗原发病，防止反复发作。

14

尿频

尿频主要以小便次数增多、尿急为特征，属中医"淋证"范畴。本病多发于学龄前儿童，尤以婴幼儿时期发病率最高，女孩多于男孩。常见于泌尿系统感染和白天尿频综合征。

病因病机

尿频的外因多为感受湿热之邪，内因多为素体虚弱、脾肾亏虚，导致膀胱气化功能失常，致使小便频数。

湿热下注：外感湿热或内生湿热，湿热蕴结于下焦，使膀胱气化功能失常，发为尿频。

脾肾两虚：小儿先天不足，或后天失养导致脾肾两虚，肾虚则下元不固、气化不利；脾虚则运化失常，水失制约。以上均可导致膀胱失约，发生尿频。

阴虚内热：素体阴虚，肾阴不足，导致阴虚内热，或尿频日久，损及肾阴，虚火客于膀胱，膀胱失约而致尿频。

辨证推治

湿热下注 | 清热利湿。

【症状】起病急，小便频数，短少色黄或浑浊，伴有灼热疼痛感，小腹坠胀，哭闹不安，可伴发热、烦躁口渴，舌质红，苔薄腻微黄，指纹紫滞。

【处方】泻心火、推后溪各300次，分手阴阳、清天河水各200次，层按（平补平泻法）下脘1分钟，推按肾经皮部、推下七节骨各100次。

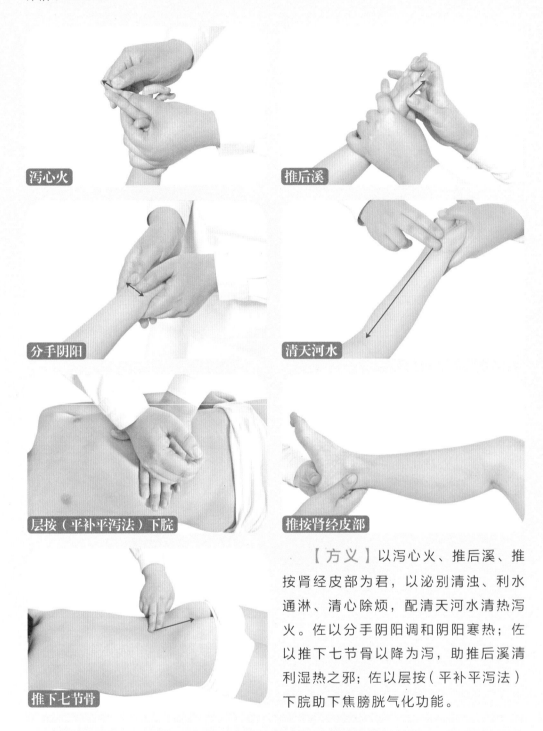

泻心火

推后溪

分手阴阳

清天河水

层按（平补平泻法）下脘

推按肾经皮部

推下七节骨

【方义】以泻心火、推后溪、推按肾经皮部为君，以泌别清浊、利水通淋、清心除烦，配清天河水清热泻火。佐以分手阴阳调和阴阳寒热；佐以推下七节骨以降为泻，助推后溪清利湿热之邪；佐以层按（平补平泻法）下脘助下焦膀胱气化功能。

【加减】小便艰涩难下者，加泻小肠200次。肝气郁滞者，加推按肝经皮部50次。

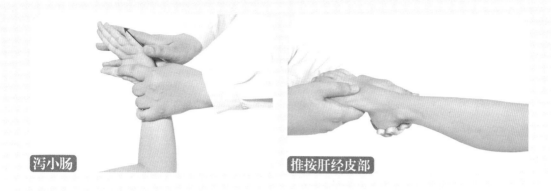

泻小肠　　　　　　　　　　推按肝经皮部

脾肾两虚 ｜ 温补脾肾。

【症状】病程日久，小便频数，淋漓不尽，尿液清冷，精神倦怠，手足不温，食欲不振，大便稀溏，面色萎黄无光泽，舌淡或有齿痕，苔薄，指纹淡。

【处方】补肾水、补脾土各300次，分手阴阳、推上三关各200次，层按（平补平泻法）下脘1分钟，摩关元、推按肾经皮部各100次。

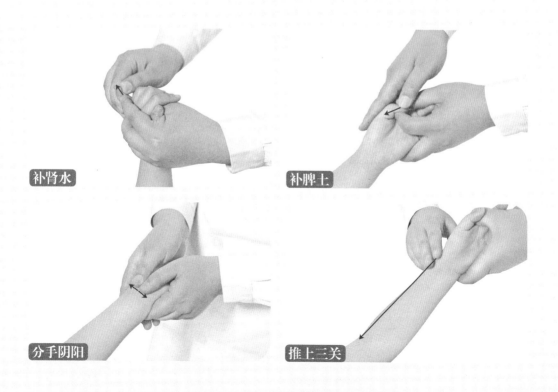

补肾水　　　　　　　　　　补脾土

分手阴阳　　　　　　　　　推上三关

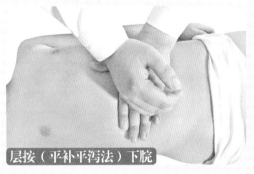
层按（平补平泻法）下脘

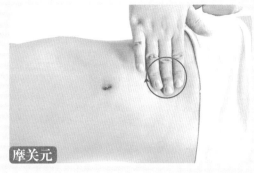
摩关元

【方义】 以补肾水、补脾土、推上三关为君，以补益脾肾、温阳散寒。配合摩关元，加强温阳之功；配合层按（平补平泻法）下脘、推按肾经皮部助肾脏功能恢复、调理下焦气化功能，以固涩水道；最后以分手阴阳调和阴阳，调理寒热。

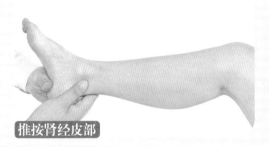
推按肾经皮部

【加减】 脾阳虚为主者，加运腹 50 次。湿浊不化者，加摩关元 200 次。

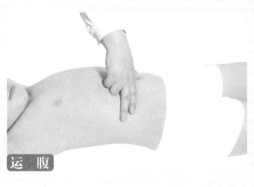
运 腹

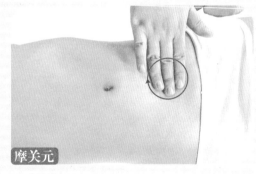
摩关元

阴虚内热 | 滋阴清热。

【症状】 病程日久，小便量少色黄，低热，手足心热，夜间汗出，烦躁，咽干口渴，舌红，苔少，指纹淡紫。

【处方】 补肾水、泻心火各 300 次，揉二人上马、清天河水、分手阴阳各 200 次，层按（平补平泻法）下脘 1 分钟，推按肾经皮部、揉涌泉各 100 次。

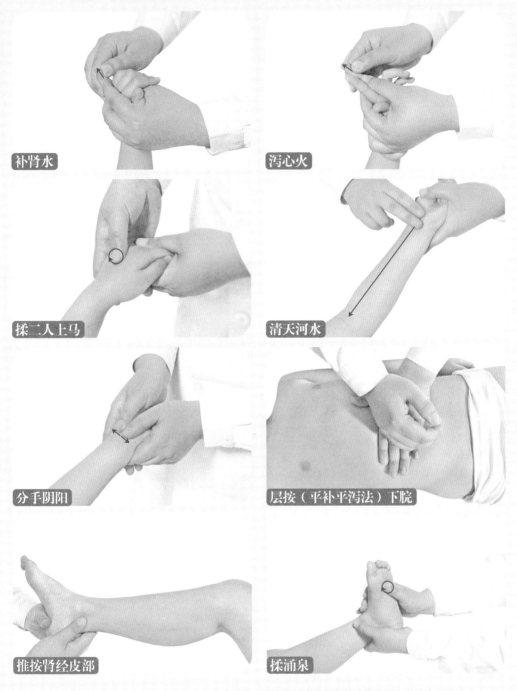

补肾水

泻心火

揉二人上马

清天河水

分手阴阳

层按（平补平泻法）下脘

推按肾经皮部

揉涌泉

【方义】以补肾水、揉二人上马为君，以滋阴补肾。配合泻心火、清天河水加强清心火、清虚热之功。佐以推按肾经皮部调整肾经功能；佐以层按（平补平泻法）下脘助肾气化，又能防止清利太过，伤正气；佐以分手阴阳调和阴阳；佐以揉涌泉以滋阴补肾、引火归元。

【加减】尿急尿痛者，加推后溪、泻小肠各 100 次。低热者，加水底捞明月 100 次。

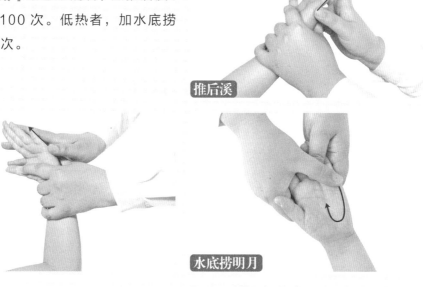

推后溪

泻小肠

水底捞明月

【预防调护】注意个人卫生，常洗外阴，勤换尿布、内裤，防止外阴部感染，尽量不穿开裆裤，不坐地玩耍。注意饮食，适当增加营养，加强锻炼，增强体质。若属于湿热下注型，尿常规检查发现存在感染时，可根据情况辅以药物治疗。

15

五迟五软

五迟为立迟、行迟、语迟、发迟、齿迟；五软为头项软、口软、手软、足软、肌肉软。五迟五软均属于小儿生长发育障碍性疾病。本病多见于现代医学的脑发育不全、脑性瘫痪、智力低下等病症。若病症较轻，早期治疗疗效较好；若病程较长、症候复杂或先天禀赋不足导致者，预后不良，采用中西医综合治疗可改善部分功能。

病因病机

五迟五软的病因有先、后天之分，病位在脾肾，可累及心肝。病机包括正虚和邪实。其中正虚，主要指五脏不足，气血虚弱，髓海空虚。邪实，主要指痰瘀阻滞心经脑络，心脑神明失常。

肝肾亏虚：肝主筋，肾主骨，齿为骨之余。肝肾不足，筋骨失养，故坐、站、行、齿均落后，肌肉萎软，肢体瘫痪。肾生髓，脑为髓海，肾精不足，髓海空虚，引起智力低下，语言发育迟缓。

心脾两虚：脾主四肢肌肉，开窍于口；心主血脉、神明，开窍于舌。心脾两虚，四肢肌肉失养，神明无主，则智力低下、口齿不清。发为血之余，心血不足，则发失所养。

痰瘀阻滞：产伤、外伤导致痰瘀阻于心经脑络，神明失土。先天缺陷或脑病后遗症致痰浊内生，蒙蔽清窍，引起失智失聪。

辨证推治

肝肾亏虚 | 滋补肝肾，填精补髓。

【症状】坐、立、行走、生齿等明显晚于正常同龄儿童，头项软，手足无力，步态不稳，目无神采，反应迟钝，或失语失聪，面色无华，舌淡，苔白，指纹淡紫。

【处方】补肾水、补脾土各300次，揉二人上马、揉手背、摩关元各200次，推按肝经皮部、捏脊各 100 次。

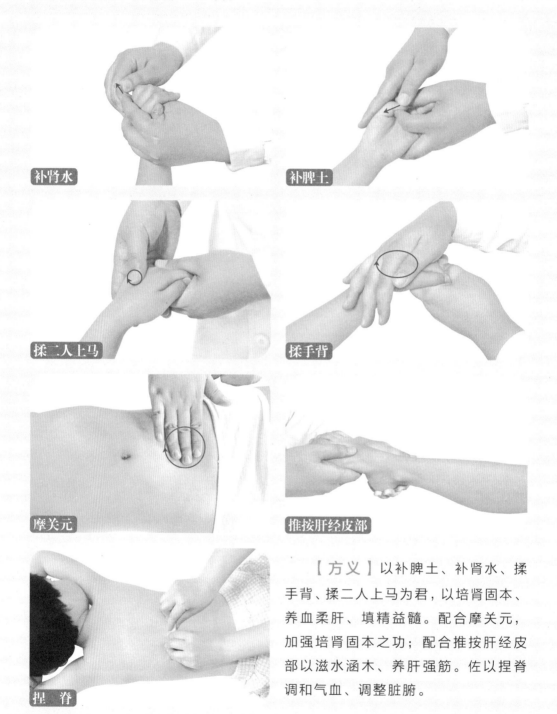

补肾水

补脾土

揉二人上马

揉手背

摩关元

推按肝经皮部

捏脊

【方义】以补脾土、补肾水、揉手背、揉二人上马为君，以培肾固本、养血柔肝、填精益髓。配合摩关元，加强培肾固本之功；配合推按肝经皮部以滋水涵木、养肝强筋。佐以捏脊调和气血、调整脏腑。

【加减】肌肉萎软无力者，加运腹 50 次。智力低下者，加揉百会 100 次。

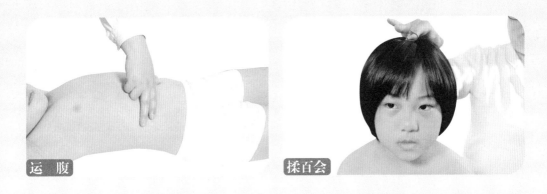

运　腹　　　揉百会

心脾两虚 | 健脾养心，补益气血。

【症状】神情呆滞，智力低下，语言迟钝，肌肉松弛、软弱无力，发稀枯槁，口角流涎，咀嚼无力，面色苍白，唇淡，舌淡苔少，指纹淡。

【处方】补肾水、补脾土各300次，推上三关、揉足三里各200次，层按（补法）中脘1分钟，捏脊3～5次。

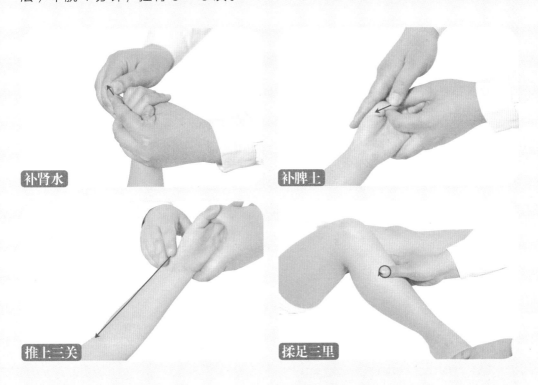

补肾水　　　补脾土

推上三关　　　揉足三里

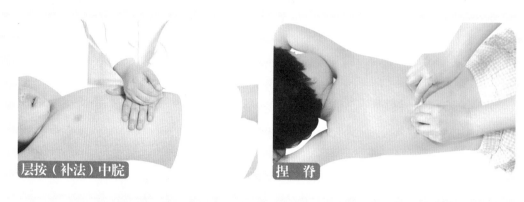

层按（补法）中脘 捏 脊

【方义】以补肾水、补脾土、层按（补法）中脘为君，以健脾补肾、补气养血。配合推上三关、揉足三里，以健脾益气、调整脾胃功能；配合捏脊以助气血生化之源。

【加减】食欲差者，加揉板门 100 次、分腹阴阳 50 次。

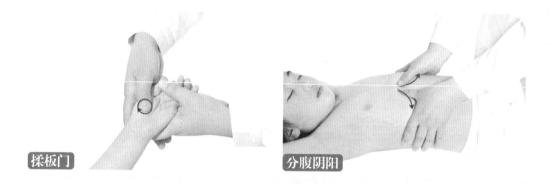

揉板门 分腹阴阳

痰瘀阻滞 | 涤痰开窍，活血通络。

【症状】意识不清，失聪失语，反应迟缓，动作不自主，或口角流涎，喉间痰鸣，或癫痫发作，舌体胖大，或见瘀斑瘀点，指纹暗滞。

【处方】补肾水、补脾土各 300 次，揉掌小横纹、掐揉四横纹各 200 次，揉百会 100 次，推按膀胱经皮部（头部段）1 分钟，捏脊 3～5 次。

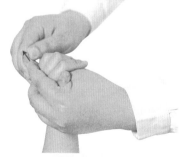

补肾水

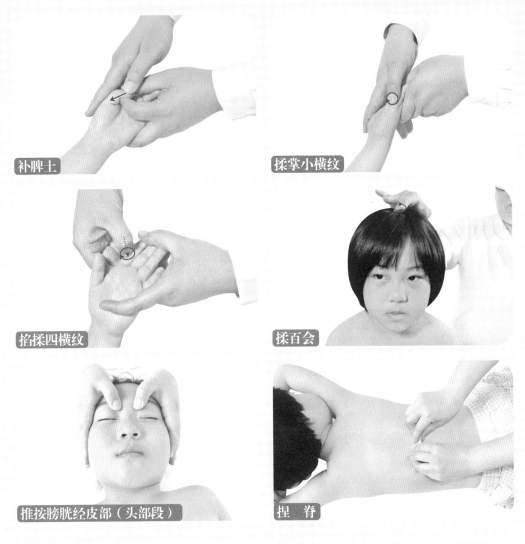

补脾土　　揉掌小横纹

掐揉四横纹　　揉百会

推按膀胱经皮部（头部段）　　捏　脊

【方义】以揉掌小横纹、掐揉四横纹为君，以化痰理气、消瘀祛痰。配合揉百会、推按膀胱经皮部（头部段）以活血通络开窍；配合补脾土、补肾水以补脾益肾，脾肾之气充达，则痰瘀自化。佐以捏脊调和气血脏腑。

【加减】抽搐、惊叫者，加掐揉五指节（掐5次、揉100次）。

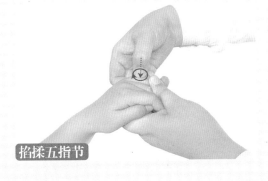

掐揉五指节

16 遗尿

遗尿，俗称尿床，是指5岁以上的小儿在睡眠中小便自遗，不能控制的一种病症。本病一年四季均可发生，多见于10岁以下的儿童，男孩多于女孩，部分有家族遗传倾向。遗尿轻者数夜一次，重者一夜数次，若不及时治疗，部分可持续至成人期，影响身心健康发育。

病因病机

遗尿主要与先天禀赋不足，后天久病失调，肺、脾、肾功能不足，肝经湿热下注等有关。

下元虚寒：肾为先天之本，主司二便。若先天禀赋不足，肾阳不能温化膀胱，导致下元虚寒，闭藏失司，不能约束水道，而发生遗尿。

肺脾气虚：肺主通调水道，脾主运化水湿。小儿脾常不足，肺脏娇嫩，后天失养或久病均可导致肺、脾二脏功能异常，不能约束水道而发生遗尿。

肝经湿热：肝主疏泄，调畅气机，疏通水道。小儿肝常有余，肝火旺盛，若肝经湿热，疏泄失常，则水道通利异常，膀胱约束不利而发生遗尿。

辨证推治

下元虚寒 | 温补肾阳，固摄止遗。

【症状】经常睡中尿床，甚至一夜数次，天气寒冷时加重，小便清长，四肢不温，怕冷，面色苍白，乏力，舌淡苔白滑，指纹淡红。

【处方】补肾水、揉二人上马各300次，揉百会100次，层按（补法）关元1分钟，摩下脘200次，推按肾经皮部100次，擦肾俞、揉命门各50次。

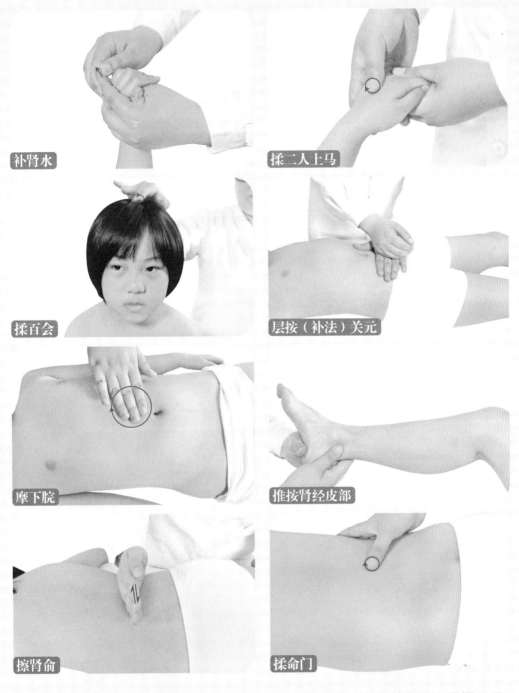

补肾水　揉二人上马　揉百会　层按（补法）关元　摩下脘　推按肾经皮部　擦肾俞　揉命门

【方义】以补肾水、推按肾经皮部、摩下脘为君，以温补肾阳、固摄下元。因"无阴则阳无以生"，故配以揉二人上马滋补肾阴，配以层按（补法）关元穴，以温阳化气。百会为诸阳之会，佐以揉百会可升阳举陷止遗。擦热肾俞、命门以温阳散寒。

【加减】食欲差、大便不成形者，加补脾土 300 次、捏脊 6 次。

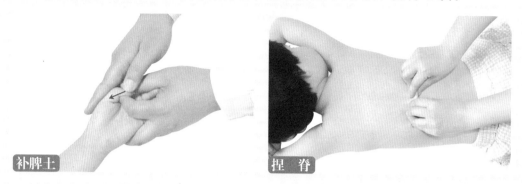

补脾土　　　　　　　　　捏脊

肺脾气虚 | 补肺益脾，固摄小便。

【症状】睡中尿床，白天尿量频多，易感冒，活动后汗多，食欲差，大便稀溏，乏力，面色萎黄无光泽，舌淡苔薄，指纹淡。

【处方】补肾水、补脾土、补肺金各 300 次，揉百会 200 次，层按（补法）中脘 1 分钟，摩下脘、推按肾经皮部、揉脾俞、揉肺俞各 100 次。

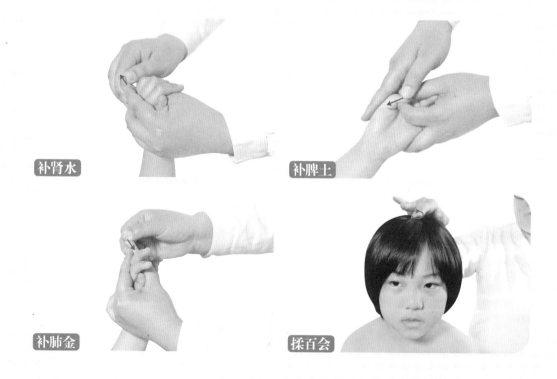

补肾水　　　　　　　　　补脾土

补肺金　　　　　　　　　揉百会

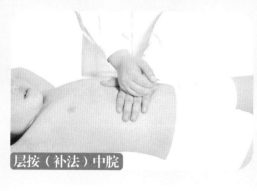

层按（补法）中脘

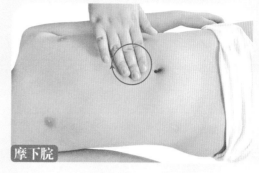

摩下脘

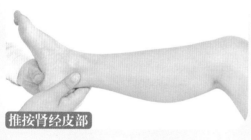

推按肾经皮部

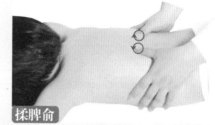

揉脾俞

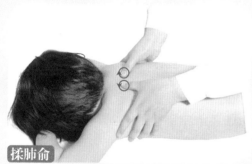

揉肺俞

【方义】以补肾水、补脾土、补肺金、揉百会为君，能升阳益气、补益脾肺。配合层按（补法）中脘以补中益气；配合摩下脘、推按肾经皮部以培本固元、升阳举陷，同时又能制约水道，固摄小便；配合揉脾俞、揉肺俞，进一步加强补脾益肺的功效。

【加减】食欲差者，加揉板门100次。汗多者，加揉肾顶100次。

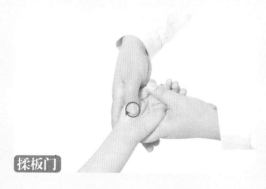

揉板门

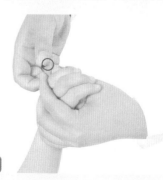

揉肾顶

肝经湿热 | 清热利湿，泻肝止遗。

【症状】睡中遗尿，小便量少色黄，可伴有腥臊味，多梦睡眠不安，平时急躁易怒，口渴喜饮，面唇色红，舌红苔黄，指纹紫红。

【处方】补肾水、泻肝木、推后溪各300次，清天河水、摩下脘各200次，推按肾经皮部、推按肝经皮部（腹部段）各100次。

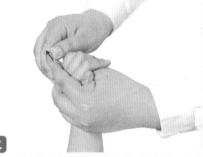

补肾水

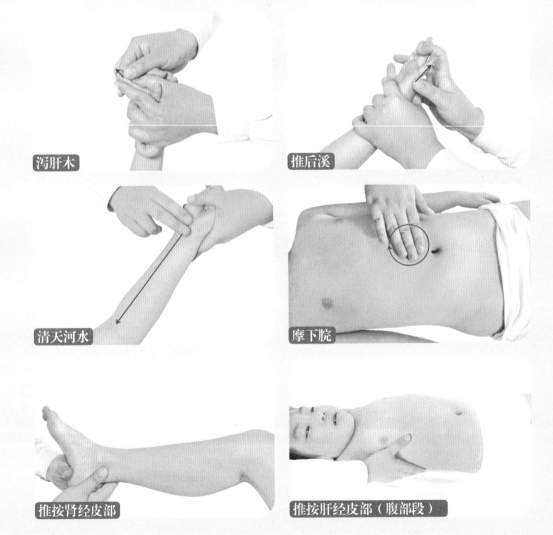

泻肝木

推后溪

清天河水

摩下脘

推按肾经皮部

推按肝经皮部（腹部段）

【方义】以泻肝木、推后溪、清天河水为君，以清热利湿、清泻肝热，使湿热从小便出。清天河水是清法的代表，清热而不伤阴，具有清热除烦的功效。配合推按肝经皮部，以疏泄肝火。佐以推按肾经皮部、补肾水、摩下脘以培元固涩、制约水道，同时又能防止清利太过，伤正气。

【加减】舌苔黄腻者，加泻大肠 100 次。睡眠不安者，加掐揉五指节（掐5次，揉 100 次）。

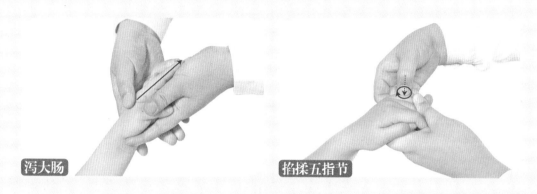

泻大肠

掐揉五指节

【预防调护】养成小儿良好的生活习惯，白天不过度游玩，入睡前 2 小时注意控制饮水量，睡前排尿。按时唤醒排尿，逐渐养成自行排尿的习惯。耐心教育，建立信心，消除孩子紧张情绪，避免加重病情。

17

胎黄

胎黄，相当于西医学的新生儿黄疸，以婴儿出生后皮肤面目出现黄疸为特征。亦有因胎儿先天缺陷，胆道不通，胆液横溢肌肤，因而发黄，不是小儿推拿适用范畴，当手术治疗。胎黄严重者会导致严重并发症，甚至致残或致死，故早期应及时退黄，在积极采取综合治疗的基础上可配合推拿治疗。

病因病机

足月儿出生后 2～3 天出现黄疸，出生后 5～7 天消退，最迟不超过两周，且无其他临床症状者，为生理性胎黄，不需治疗。若婴儿生后 24 小时内即出现黄疸，2～3 周后仍不消退，甚至继续加深，或黄疸退而复现，或于生后一周甚至数周后始出现黄疸，临床症状较重，精神萎靡，食欲不振者，此为病理性胎黄。

中医认为，胎黄的病因多为寒湿阻滞和湿热熏蒸。

寒湿阻滞：孕母体弱多病，气血素亏，以致胎儿先天禀赋不足，脾阳虚弱，湿由内生；或生后为湿邪所侵，湿从寒化，寒湿阻滞，以致气机不畅，肝失疏泄，胆汁外溢而致发黄。

湿热熏蒸：由于孕母素体湿热，传于胎儿；或因胎产之时、出生之后，婴儿感受湿热邪毒所致发黄。

辨证推治

寒湿阻滞 | 温中化湿，健脾益气。

【症状】起病缓，病程长，表现为面目皮肤发黄，色泽晦暗，精神萎靡，体倦畏寒，四肢欠温，易吐，大便稀，色灰白，小便淡黄短少，甚或腹胀、气短，舌质淡，苔白腻，指纹淡。

【处方】泻大肠、推后溪各 200 次，揉一窝风、推上三关各 300 次，推下七节骨、推按胆经皮部各 20 次，摩关元、揉足三里各 300 次。

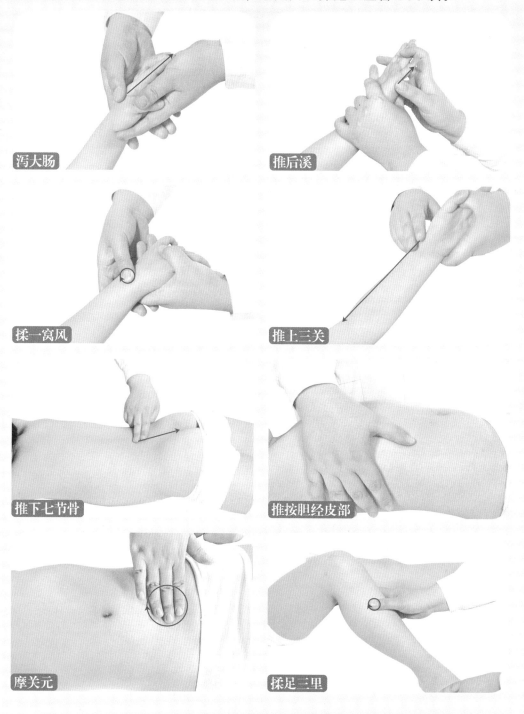

泻大肠

推后溪

揉一窝风

推上三关

推下七节骨

推按胆经皮部

摩关元

揉足三里

【方义】以推上三关、揉一窝风为君，推上三关是治疗寒证的核心要穴，配合具有温热性质的揉一窝风，可达到更好的治疗效果。配以揉足三里可益气健脾胃，结合推按胆经皮部、摩关元温阳通脉，促进气的正常运行，达到调和气血、利胆去黄的功效。佐以泻大肠、推下七节骨、推后溪，清脏腑，导积滞，补肾利小便以去黄。

【加减】纳少易吐者，加推四横纹（掐5次，揉100次）、补脾土100次。

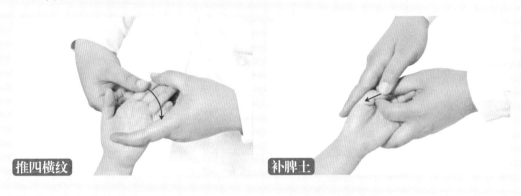

推四横纹　　　　　　　　　　　　　　　补脾土

湿热熏蒸 ｜ 清热利湿，利胆退黄。

【症状】起病急，病程较短，表现为面目皮肤发黄，色泽鲜明如橘皮，哭声响亮，精神疲倦，不欲吮乳，心烦口渴，或有发热，大便秘结，小便深黄或短赤，舌质红，指纹滞。

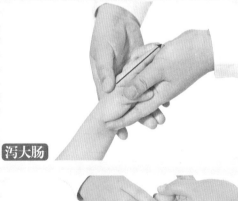

泻大肠

【处方】泻大肠、推后溪各200次，清天河水300次，退下六腑200次，推下七节骨30次，推按胆经皮部20次。

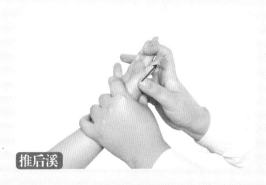

推后溪

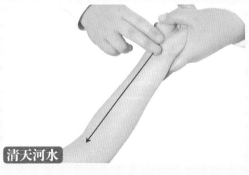

清天河水

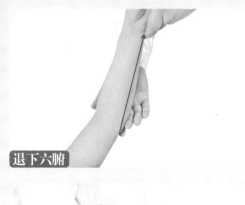

退下六腑

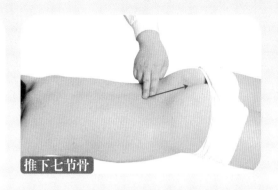

推下七节骨

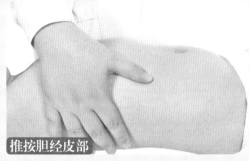

推按胆经皮部

【方义】以泻大肠、退下六腑、推下七节骨为君，清热通便，消积清肠，除湿热，通脏腑去黄疸。配以清天河水加大清热力度。佐以推后溪清热利小便，佐以推按胆经皮部清利肝胆湿热以退黄。

【加减】精神疲倦、不欲吮乳者，加清板门100次。发热者，加揉二人上马100次。

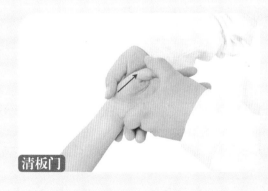

清板门

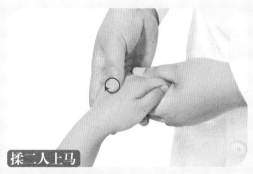

揉二人上马

【预防调护】妊娠期间注意饮食卫生，忌酒和辛热之品，不可滥用药物。婴儿出生后即密切观察胎黄情况，注意过早出现、过迟消退、胎黄逐渐加深、胎黄退后复现等情况，以便及早考虑病理性胎黄的诊治。

18

鼻炎

鼻炎是指因鼻腔黏膜和黏膜下组织炎症而致鼻塞、流涕、喷嚏等鼻部症状的疾患。常因感冒鼻塞失治或误治引起，临床以鼻塞不通为主要特征，可伴头痛、嗅觉减退等症状。小儿鼻腔发育不完善，受风邪、雾霾、花粉等外邪侵袭时，易引发鼻炎。本病属于中医学的"伤风鼻塞"及"鼻窒"等范畴。

病因病机

本病多因伤风鼻塞治疗不彻底，表邪滞留于鼻窍，并循经入肺，久病耗伤肺气，使肺气不宣，鼻窍不利；或因肺气素虚，卫表不固，易感邪毒，迁延不愈；或因素体虚弱，风寒外邪侵袭，寒邪滞留鼻窍，使鼻部气血运行不畅，壅聚鼻窍而为病；或因饥饱劳倦，耗伤脾气，脾失健运，脾气虚弱，气血化生不足，鼻失所养，湿浊上泛鼻窍而为病。

风邪犯表：肺虚卫弱时，风邪异气从口鼻、皮毛乘虚侵袭而发病，出现鼻塞、流涕等症状。

痰湿阻窍：小儿脾常不足，运化失职，聚湿成痰，痰湿上扰，阻塞鼻窍。

气阴两虚：鼻塞病程日久，母病及子，由肺及肾，终致肺肾气阴两虚，气阴两虚导致卫外不固，而致鼻塞发作。

辨证推治

风邪犯表 | 祛风散邪。

【症状】鼻塞病程短，恶风，鼻痒，流涕，喷嚏，温差大时发病或加重，舌淡红，苔薄白或微黄，指纹浮。

【处方】泻肺金200次，黄蜂入洞、推按胃经皮部（面部段）各20次，揉迎香、揉风池各200次。

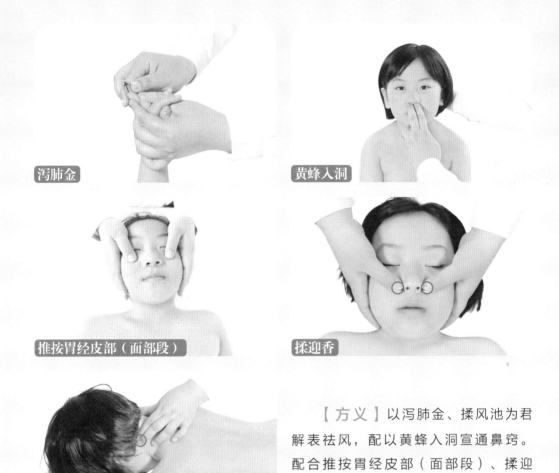

泻肺金

黄蜂入洞

推按胃经皮部（面部段）

揉迎香

揉风池

【方义】以泻肺金、揉风池为君解表祛风，配以黄蜂入洞宣通鼻窍。配合推按胃经皮部（面部段）、揉迎香疏通局部经络气血、通利鼻窍。

【加减】风热明显者，加清天河水200次。风寒明显者，加推上三关200次。

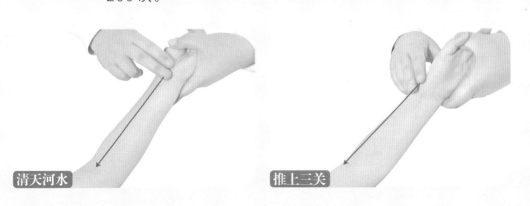

清天河水

推上三关

痰湿阻窍 | 健脾化痰。

【症状】鼻塞重，鼻音重，鼻涕浓稠，或伴咳嗽、气喘、痰鸣，舌淡胖，苔腻，指纹滞。

【处方】泻肺金200次，补脾土300次，顺运内八卦、黄蜂入洞、揉迎香、推按胃经皮部（面部段）、摩建里各20次。

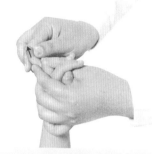

泻肺金

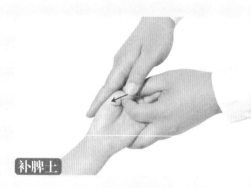

补脾土

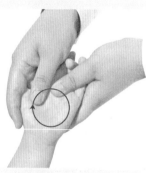

顺运内八卦

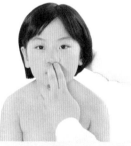

黄蜂入洞

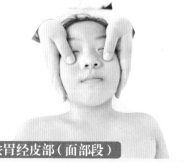

揉迎香

推按胃经皮部（面部段）

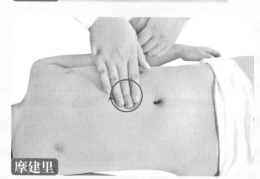

摩建里

【方义】以清肺金、补脾土为君健脾利湿、清肺化痰，配以顺运内八卦理气化湿。配合摩建里调和气血，助君温中健脾。配合推按胃经皮部（面部段）、黄蜂入洞及揉迎香通利鼻窍。

【加减】食欲不振明显者，加揉板门100次。

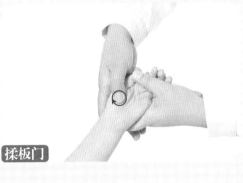

揉板门

气阴两虚 | 益气养阴。

【症状】鼻塞病程长，或反复发作，神疲，易感冒，少气懒言，胆怯，口干，咽喉不爽，夜啼心烦，舌淡，花剥苔，指纹淡。

【处方】补肺金、揉二人上马各200次，黄蜂入洞、揉迎香、推按胃经皮部（面部段）各20次，摩关元100次。

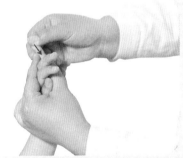

补肺金

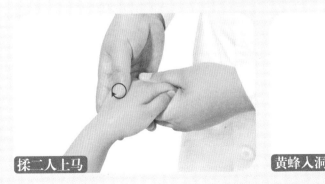

揉二人上马

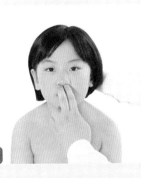

黄蜂入洞

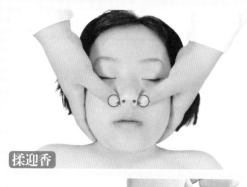

揉迎香

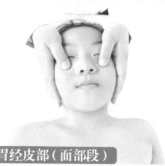

推按胃经皮部（面部段）

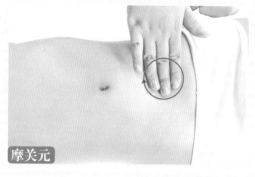

摩关元

【方义】以补肺金、揉二人上马为君益气补肺，补肾滋阴，配以摩关元补阳益气，配以推按胃经皮部（面部段）、黄蜂入洞、揉迎香通利鼻窍。

【加减】心烦夜啼明显者，加泻心火200次。

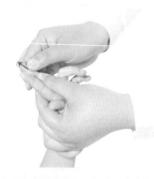

泻心火

【预防调护】加强身体锻炼，增强抗病能力。注意气候变化，避免遭受风寒。避免接触粉尘、宠物毛屑等过敏原。平时可以配合穴位贴敷，如三九贴与三伏贴，以巩固疗效，防止复发。

19 近视

近视是指因眼球前后径过长、屈光不正、眼睫状肌痉挛等原因，光线进入眼球后，聚焦于视网膜之前形成的以视近物清晰、视远物模糊为主要表现的眼病。近视多发生于青少年，属中医眼科"能近怯远症"范畴。

病因病机

中医认为，眼是脏腑先天之精所成，为肝血、肾精所滋养。先天禀赋不足，或心阳不足，推动气血运行不畅，或脾虚气弱，化源不足，影响眼的营养吸收，使气血不能上荣于眼，目失所养。加上劳心费神、用眼不当，使目络瘀阻，目窍失去温养，致使能近怯远。虽然近视病变部位在眼，但辨证思路不能仅局限于眼，还要从脏腑、经络辨析入手。

肝肾两虚：肝藏血，肾藏精，肝肾两虚则精亏血少，目失所养，引起神光衰微，以致光华不能远及，故视近而不能视远。

脾虚气弱：脾胃为后天之本，气血生化之源。脾输精气，上贯于目，脾升清阳，通至目窍；脾气统血，循行目窍。脾气不足，久延不愈，可致脾不统血，营血亏虚。同时，脾也失去了升清阳之功，致使目失所养引起神光衰微，以致光华不能远及，故视近而不能视远也。

心阳不足：心为阳脏而主通明。在五行属火，为阳中之阳，故称为阳脏，又称"火脏"。心阳入目神光出，视物清晰。若心阳不足，神光不得发越于远处，故视近尚清，视远模糊。同时可导致血液运行迟缓，又可引起精神委顿，神志恍惚。

辨证推治

肝肾亏虚 | 补益肝肾。

【症状】视力下降,自觉昏暗,伴有腰膝酸软、头晕耳鸣,舌质红,指纹红。

【处方】补肾水300次,揉二人上马、揉手背各200次,揉小天心20次,揉太阳、推坎宫、揉四白各30次,推按肝经皮部20次,层按(补法)下脘5次。

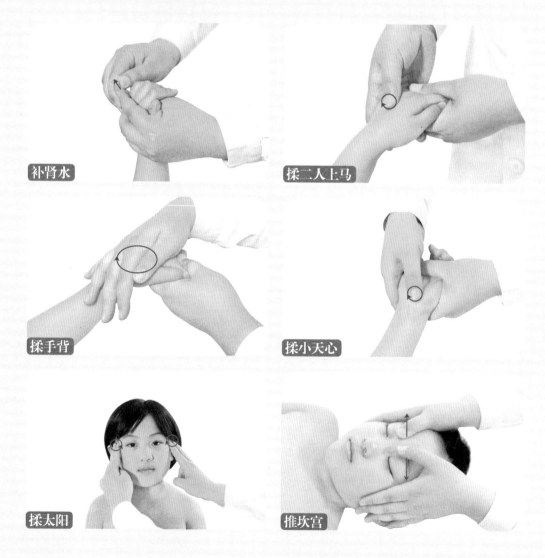

补肾水　　揉二人上马

揉手背　　揉小天心

揉太阳　　推坎宫

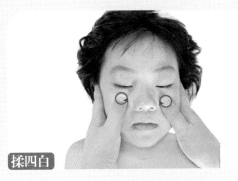

揉四白

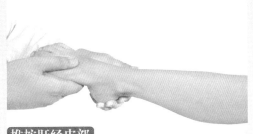

推按肝经皮部

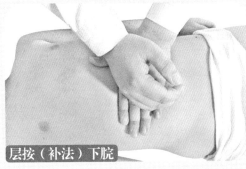

层按（补法）下脘

【方义】以补肾水、揉二人上马为君，以补肾阴，达到滋水涵木的目的。再配合推按肝经皮部、揉手背以养肝血、柔肝阴。佐以层按（补法）下脘以补益先天之不足。配以揉小天心清热利尿，配以揉太阳、推坎宫、揉四白促进眼睛局部血运、濡养明目。

【加减】阴虚内热明显者，加泻肝木100次。

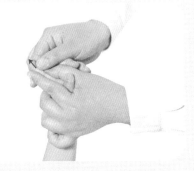

泻肝木

脾虚气弱 | 补脾益气。

【症状】视力下降，神疲乏力，纳呆，大便稀，舌质淡，指纹淡。

【处方】补脾土300次，揉太阳、推坎宫、揉四白各30次，层按（补法）中脘5次，揉足三里200次。

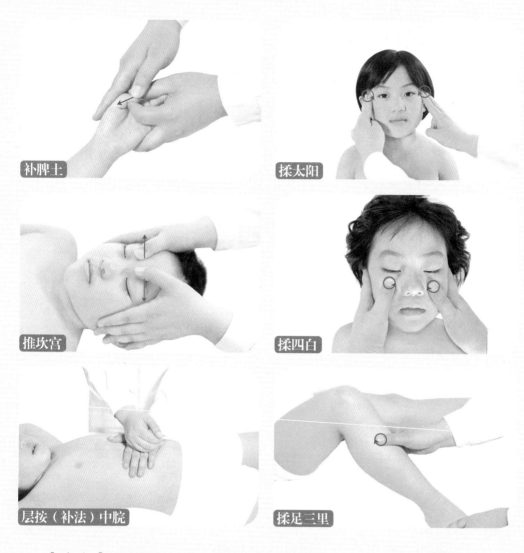

补脾土　　揉太阳

推坎宫　　揉四白

层按（补法）中脘　　揉足三里

【方义】以补脾土、揉足三里为君补脾益气、健胃助消化，配以层按（补法）中脘加大中焦补脾力度，配以揉太阳、推坎宫、揉四白，醒神明目。

【加减】食欲不振明显者，加揉板门 100 次。

揉板门

心阳不足 ｜温补心阳。

【症状】视力下降，形寒肢冷，气短乏力，舌质淡红，少苔，指纹淡。

【处方】补脾土、推上三关各300次，揉小天心、揉太阳、推坎宫、揉四白、推按心经皮部各30次，捏脊20次。

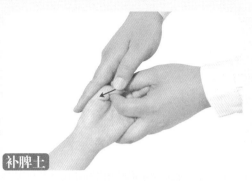

补脾土

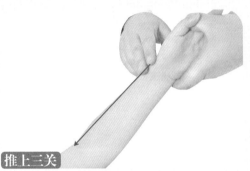

推上三关

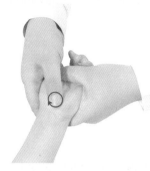

揉小天心

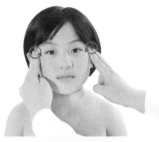

揉太阳

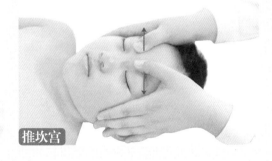

推坎宫

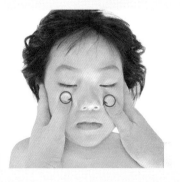

揉四白

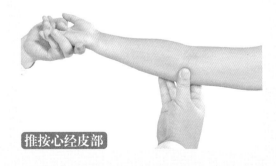

推按心经皮部

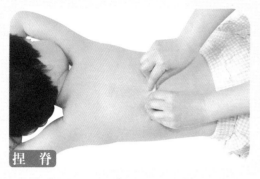

捏　脊

【方义】以补脾土、捏脊、推上三关为君温经通阳、益气养心。配以揉小天心做到滋而不腻，温而不燥。配合推按心经皮部以清心火、调理心经。配合揉太阳、推坎宫、揉四白，促进眼睛局部血运，滋阴明目从而提高视力。

【加减】气短乏力，活动后加重者，加摩气海200次、揉脾俞200次。

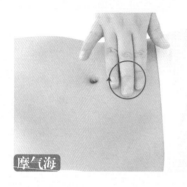

摩气海

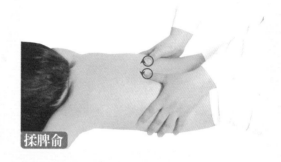

揉脾俞

【预防调护】纠正不良姿势，养成正确的用眼习惯。推拿治疗近视，病程越短，疗效越好，但疗程较长，要配合营养支持，坚持做眼保健操。

20

湿疹

湿疹是小儿常见的炎症性皮肤病，在一年四季和身体的任何部位均可发生。湿疹皮损好发于颜面，多自两颊开始，渐侵至额部、眉间、头皮，反复发作。严重者可延及颈部、肩胛部，甚至遍及全身。婴幼儿湿疹，中医属"胎癣""奶癣"范畴，又名"胎敛疮""乳癣"。

病因病机

本病多与湿和热关系密切。湿邪可由外而入，小儿受凉受湿；也可因内而生，小儿脾胃失调，湿浊内蕴，加之小儿素体阳胜易产内热，使风湿热毒易蕴留肌肤而发为湿疹。

湿热浸淫：因孩子素体阳盛或者乳母喜食肥甘厚味、浓茶、辛辣之品，从而使其孩子脾胃受伤，运化失常，水湿内停，郁久化热，湿热互结壅于肌肤，影响气血运行，而发湿疹。

脾虚湿盛：小儿脾胃素虚，或因饮食失节，伤及脾胃，致脾失健运，津液不布，水湿蓄积，停滞于内，浸淫肌肤，而发湿疹。

辨证推治

湿热浸淫 | 清热利湿，祛风止痒。

【症状】皮损色红，水湿或脓液渗出，瘙痒难忍，皮肤灼热，口渴，大便干，小便黄赤，舌红苔黄，指纹紫。

【处方】泻肺金200次，补脾土300次，泻心火、泻大肠各200次，推后溪100次，清天河水30次，揉风池200次。

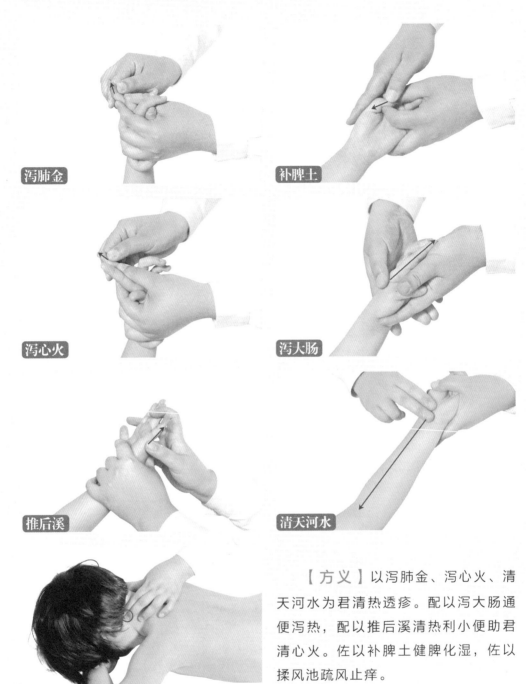

泻肺金

补脾土

泻心火

泻大肠

推后溪

清天河水

揉风池

【方义】以泻肺金、泻心火、清天河水为君清热透疹。配以泻大肠通便泻热，配以推后溪清热利小便助君清心火。佐以补脾土健脾化湿，佐以揉风池疏风止痒。

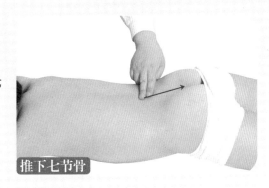

【加减】大便秘结者，加推下七
节骨 200 次。

推下七节骨

脾虚湿盛 | 健脾除湿。

【症状】皮损暗红，渗液多，伴腹胀，大便清稀，纳差，舌淡苔腻，指纹淡。

【处方】清肺金 200 次，补脾土 300 次，泻心火、泻大肠各 200 次，
推后溪 100 次，推上三关、捏脊各 20 次，层按（补法）下脘 5 次。

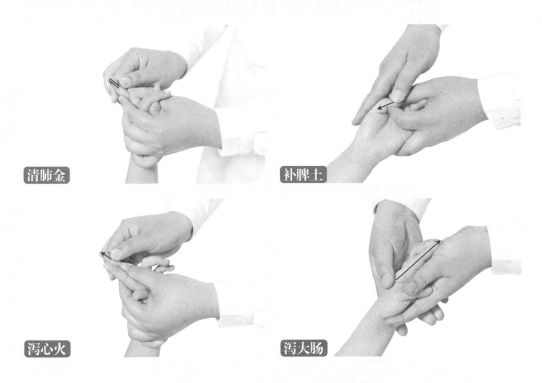

清肺金　　　　　　　　　补脾土

泻心火　　　　　　　　　泻大肠

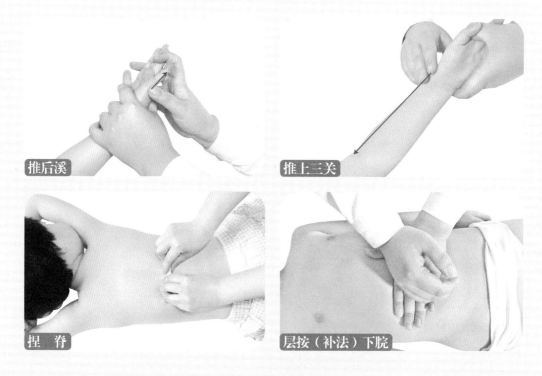

推后溪　推上三关　捏脊　层按（补法）下脘

【方义】以补脾土、推上三关为君益气补脾、温中化湿。配以捏脊、层按（补法）下脘助君健脾和中除腹胀，配以泻心火清心除烦。佐以泻大肠、推后溪利水祛湿，佐以清肺金疏风止痒、固表实卫。

【加减】大便清稀者，加揉龟尾200次。

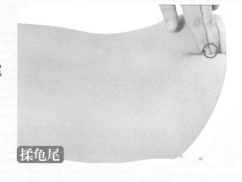

揉龟尾

【预防调护】乳母不宜过食辛热酸辣刺激之品。禀赋不足的婴儿，更应注意饮食节制，多吃易消化好吸收的食物。

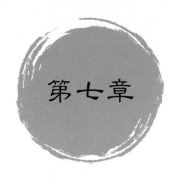

第七章

保健推拿

　　津沽小儿推拿认为人体以五脏为中心，通过小儿推拿调整五脏功能能够达到治病防病的目的，调脏之要在于调"五经"，即脾土、肝木、心火、肺金、肾水。推拿"五经"可以调节相应的脏腑，用补法则补相应脏腑之虚，用泻法则泻相应脏腑之实。津沽小儿推拿保健手法包括健脾推拿、益肺推拿、补肾推拿、增智推拿、安神推拿、明目推拿。

健脾推拿法

【作用】健脾和胃。适用于身体健康，但食欲差的孩子。

【操作】补脾土300次、摩关元3分钟、揉中脘2分钟、捏脊5次。

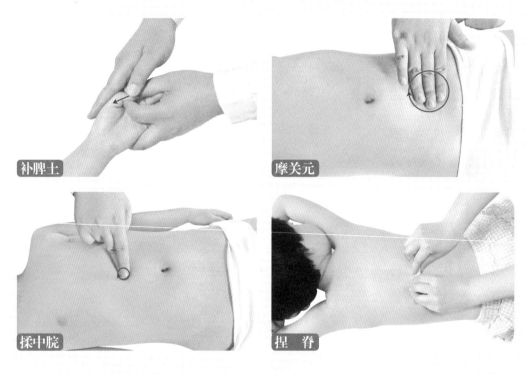

补脾土　　摩关元　　揉中脘　　捏脊

【频次】一周2次。

【释义】因小儿"脾常不足"，津沽小儿推拿认为小儿疾病的预防和治疗重点在于固护中州，即调理脾胃。补脾土可健运脾胃，摩关元可补气养血，旋揉中脘可调畅中焦气机，捏脊可调和脏腑、调理气血。四法合用，起到健运脾胃、消积化滞、补中益气、调和脏腑的作用。

二　益肺推拿法

【作用】益肺固表。适用于身体健康，但易感冒、体质偏弱的孩子。

【操作】补肺金 300 次、补脾土 300 次、捏脊 3～5 次、揉肺俞 300 次、肺经皮部推按 20 次。

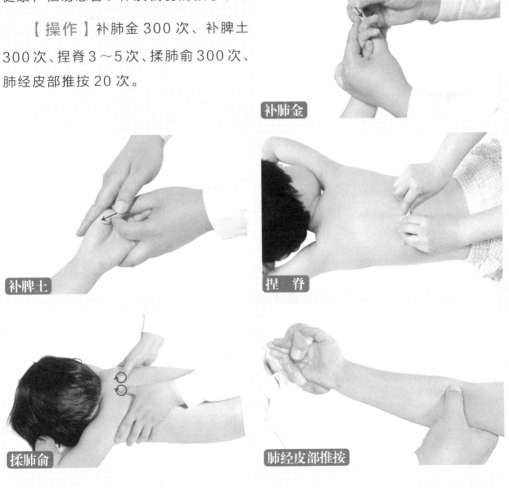

补肺金

补脾土

捏脊

揉肺俞

肺经皮部推按

【频次】一周 2 次。

【释义】肺为娇脏，外合皮毛，职司卫外，可抵御外邪。若小儿卫外不固，易感染外邪，由口鼻或皮毛而入，必先犯肺。补肺金可补益肺气；补脾土以培土生金，通过"虚则补其母"，间接补益肺气；捏脊可调和脏腑、调理气血；揉肺俞、肺经皮部推按可调肺气。诸法合用，起到补益肺气、调和脏腑的作用。

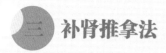

三 补肾推拿法

【作用】补肾助长。适用于身体健康，但生长发育稍迟缓的孩子。

【操作】补肾水300次、补脾土300次、揉二人上马300次、揉肾俞300次、肾经皮部推按20次。

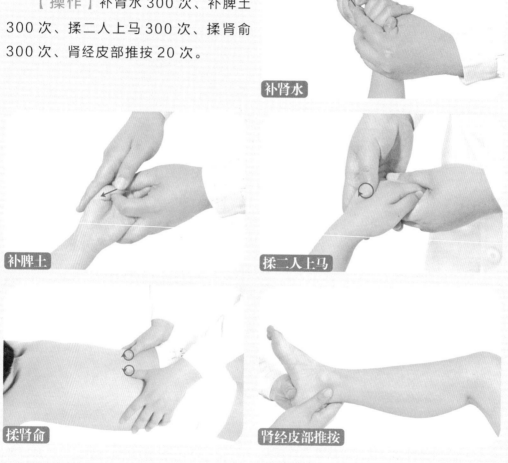

补肾水

补脾土

揉二人上马

揉肾俞

肾经皮部推按

【频次】一周3次，或隔天1次。

【释义】肾为先天之本，小儿生长发育有赖于肾之精气的充养，肾虚易导致发育迟缓等病症。补肾水、揉肾俞可补肾益气、滋阴壮阳，补脾土可健运脾胃。配以揉二人上马可滋肾阴壮肾阳，循肾经皮部推按可调肾气、促发育。诸法合用，起到补肾益气、滋阴壮阳、促进生长发育的作用。

四 增智推拿法

【作用】益智。适用于身体健康，但语言发育迟缓的孩子。

【操作】补肾水300次、揉二人上马300次、揉百会300次、捏脊3～5次。

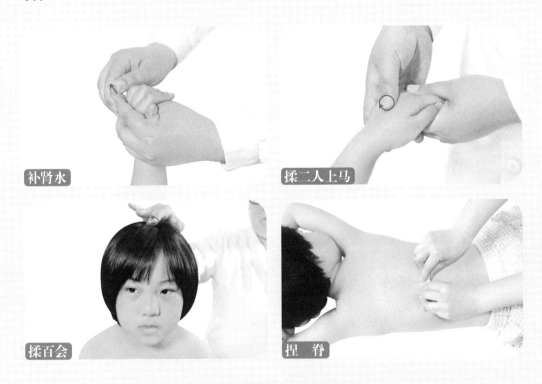

补肾水　　揉二人上马

揉百会　　捏 脊

【频次】一周3次，或隔天1次。

【释义】中医理论认为"肾生骨髓""脑为髓之海"。肾精不足则髓海失充，脑失所养。补肾水配以揉二人上马可滋肾阴壮肾阳，揉百会可安神益智，捏脊可调和脏腑。诸法合用，起到益精填髓、促进脑发育的作用。

五 安神推拿法

【作用】安神宁心。适用于身体健康，但烦躁易怒、夜间睡眠差的孩子。

【操作】泻心火300次、泻肝木300次、揉小天心300次、揉二人上马300次。

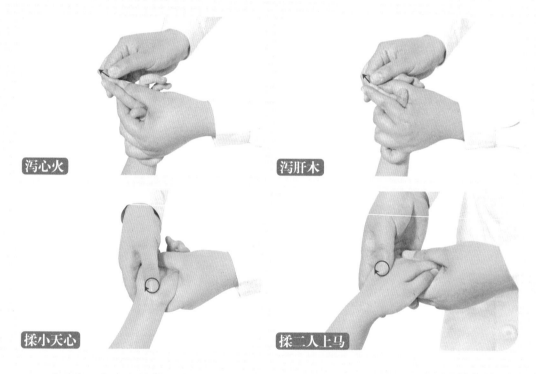

泻心火　　　　　　　　　　　　泻肝木

揉小天心　　　　　　　　　　　揉二人上马

【频次】一周2次。

【释义】小儿"心肝常有余"，小儿生长发育迅速，易动肝风。心肝火旺，因母病及子，肝为心之母，肝火引发心火，宜心肝同泻。另外，肝火旺也可通过泻心火治之，乃"实则泻其子"。泻心火可清心泻火、安神定惊，泻肝木可平肝泻火、息风镇惊，揉小天心可清心热、安心神，揉二人上马可补肾阴、清虚热。诸法合用，起到清肝泻火、宁心安神的作用。

六　明目推拿法

【作用】明目。适用于身体健康，但易视疲劳的孩子。

【操作】揉二人上马300次、揉小天心100次、揉太阳300次、推坎宫300次、揉四白300次。

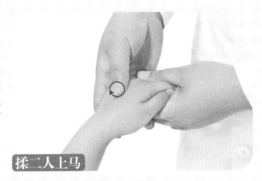

揉二人上马

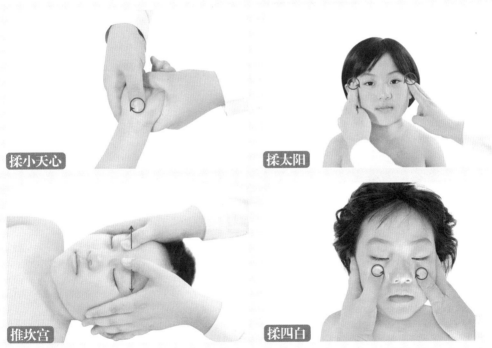

揉小天心

揉太阳

推坎宫

揉四白

【频次】一周3次，或隔天1次。

【释义】揉二人上马可补肾阴、清虚热，揉小天心可清心热、安心神，揉太阳、推坎宫、揉四白可醒脑明目、改善眼周血液循环。诸法合用，起到醒脑明目的作用。